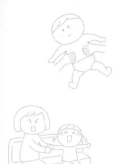
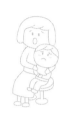
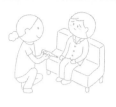

オールカラー

小児フィジカルアセスメント ポケットBOOK

監修 山本則子　　編集 荒木暁子 鈴木千琴

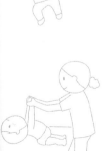
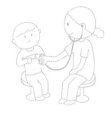

照林社

執筆者一覧

監修

山本則子　　　東京大学大学院医学系研究科高齢者在宅長期ケア看護学分野 教授

編集

荒木暁子　　　東邦大学看護学部小児看護学研究室 教授

鈴木千琴　　　済生会横浜市東部病院人材開発センター 小児プライマリケア認定
　　　　　　　看護師教育課程専任教員、小児看護専門看護師

執筆（五十音順）

大石直之　　　済生会横浜市東部病院看護部診療特定看護師室 小児NP養成課程
　　　　　　　修了、診療特定看護師（院内呼称）／小児診療看護師

鈴木千琴　　　済生会横浜市東部病院人材開発センター 小児プライマリケア認定
　　　　　　　看護師教育課程専任教員、小児看護専門看護師

二階堂伸也　　藤沢市民病院小児病棟、小児プライマリケア認定看護師

吉野尚一　　　東邦大学医療センター大森病院看護部看護管理室
　　　　　　　教育専従 看護師長補佐、小児プライマリケア認定看護師

（2024年2月現在）

はじめに

　本書は、2020年に上梓された成人を対象とする『フィジカルアセスメントポケットBOOK』の主旨を踏襲し、看護師が子どものフィジカルイグザミネーションを通して、一定の正常・異常を自律的に判断できることをめざしています。

　子どもを看護する場は、医療機関のみならず、障害児施設や保育所、学校など、常時医師がいない場へ広がっています。これらの場で看護師は、正常・異常を自律的に判断し、必要なケアや医療へつなげることが求められます。子どもの状態は急激に変化することもあり、その緊急度の判断が必要となります。体温や酸素飽和といった数値だけではなく、子どもの顔色、姿勢、息づかい、手足に触れるなども含め判断することが看護の専門性です。

　子どもは言葉だけでなく、多様な方法で自分の状況を他者に伝えています。また、言葉では「おなかが痛い」と言っていても、じつは倦怠感を意味していることもあります。その子どもの表現に気づき、看護師は客観的な情報を得て、子どもが真に何を訴えようとしているかをとらえます。その際に、何を、どのように情報を得て、解釈し、異常・正常と判断するか、その看護師の思考過程を表しているのが本書の特徴です。

　「何を・どのようにみるか」というフィジカルイグザミネーションの基本的な技術は、成人と類似しています。しかし、解剖・生理学的に発達過程である子どもは、その特徴をふまえた手技と正常・異常の判断が必要です。子どもは何をされるかわからない怖さや機嫌の悪さから泣いてしまい、呼吸数や脈拍数が増加することもあります。正確な情報を得るためには、子どもの発達や状況をふまえ、何をするか事前に説明し、遊びを取り入れてみるなど、子どもが参加できるかかわり・工夫が必要です。

　本書では、疾患からではなく、目の前にいる子どもからその状態を理解し、判断するフィジカルアセスメントの実践をめざしています。子どもをみている看護師や看護学生が、子どもの訴えに耳を傾け、見きわめる実践に役立てていただきたいと思います。

2024年2月

荒木暁子

鈴木千琴

CONTENTS

装丁、カバー・本文イラスト、本文デザイン：加藤陽子
撮影：中込浩一郎　DTP制作：トライ

● 本書では、医療系大学間共用試験実施評価機構版『医学系臨床実習前OSCE（Pre-CC OSCE）』を参考に、看護師が活用すると思われる内容を選び、枠組みとして使用しています。

● 本書で紹介しているアセスメント法・手技等は、執筆者が臨床例をもとに展開しています。実践により得られた方法を普遍化すべく努力しておりますが、万一本書の記載内容によって不測の事故等が起こった場合、著者、出版社はその責を負いかねますことをご了承ください。なお、本書掲載の写真は、モデルによる撮影、および臨床例のなかからご家族の同意を得て使用しています。

● 本書に記載している人体や看護技術に関する数値・検査値等は、成書を参考に汎用されている数値にもとづいています。検査基準値は測定法によっても異なり、各施設でそれぞれ設定されているものもあります。本書を活用する際には、あくまでも参考となる値としてご利用ください。

小児のフィジカルアセスメント

フィジカルイグザミネーションは❶視診➡❷触診➡❸打診➡❹聴診の順で進める

❶ 視診

注意深く、綿密に、意図的に視覚でみる

バイタルサインの測定時、清拭や更衣のときなど、視診する意図をもつことでフィジカルイグザミネーションになります。視診では、色、形、大きさ、動きなどをとらえます。意図をもった全身の視診は、児童虐待の発見のためにも不可欠です。

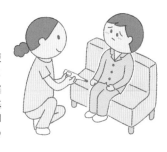

❷ 触診

触覚を使って、皮膚や頭部・胸部・腹部などの形態や動き、視診での気づき、子どもや保護者の訴えがある箇所を確認する

サイズ、質感、温かさ、可動性、緊張などをとらえます。子どもは触れる行為で「痛いことをされる」と不安を抱く場合があるため、「痛いことはしない」と伝えてから触れるようにします。また触診時に痛みの有無を確認したいときは、「どんな感じかな？」などとオープンクエスチョンで確認しながら、同時に表情や動きなどから子どもの痛みを判断します。

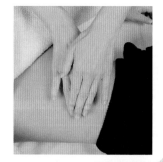

腹部のみ❶視診➡❹聴診➡❸打診➡❷触診の順で進める（触診による痛みの誘発や腸蠕動への影響を避けるため）

❸ 打診

叩いて作り出される音や振動から、皮膚の下の臓器に関する情報を得る

　利き手ではないほうの中指を伸ばし、皮膚に当てます（打診板）。他の部分は皮膚に触れないよう若干浮かせるとよいです。利き手の中指（打診槌）で、打診板である中指の節間関節基部を叩きます。叩くときには手首にスナップを効かせ、すばやく2回程度叩きます。そのほか、握りこぶしで叩打したり、打腱器➡p.131を用いることもあります。

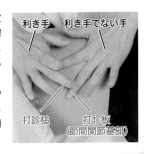

利き手　利き手でない手

打診槌　打診板（節間関節基部）

❹ 聴診

聴診器を用いて、身体から発せられる音を聴取する

　聴診器の「膜型」と「ベル型」の面は、聴取する音に応じて使い分けます。子どもは筋肉が発達過程であり、胸部の聴診は成人に比べ聞きやすい傾向があります。子どもが聴診を嫌がるときは、聴診器に触れてもらったり、実際に他者の心音を聞く体験などを通して、聴診器に慣れてから実施するとよいです。

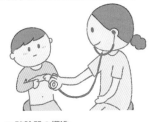

▼聴診器の構造

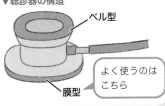

ベル型

膜型

よく使うのはこちら

子どもと家族が
視界に入った瞬間から始まる

全体像の把握

あいさつする前から印象をつかむ3つの視点

● 3つの視点から、まずは第一印象をつかみましょう。

▼小児患者評価の3要素（padiatric assessment triangle：PAT）

外観
（appearance）

呼吸状態
（work of breathing）

皮膚への循環
（circulation to skin）

外観

- ☐ 開眼しているか
- ☐ 全身がだらりとしていないか
- ☐ 視線が合うか
- ☐ 泣き方はどうか

皮膚への循環

- ☐ 顔色が悪い（蒼白）
- ☐ 手足や唇の色が悪い（チアノーゼ）
- ☐ 頬が赤い（紅潮）
- ☐ 近づかなくても見える出血

呼吸状態

- ☐ 呼吸をしようと、がんばっている姿勢
  （起座呼吸、前傾で手を前についた三脚位）がないか
- ☐ ぜーぜーした呼吸が聞こえないか（聴診器なしで）
- ☐ 肩で呼吸をしたり、呼吸のたびに小鼻が動いていないか
- ☐ 「ケーンケーン」「コーンコーン」という息苦しそうな咳をしていないか

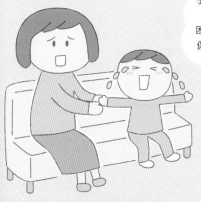

子どもの泣き方はどうかな？
保護者が子どもの対応に
困っている様子があるな・・・。
保護者以外に誰が付き添って
きているかな・・・

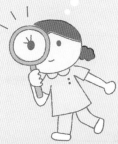

こんにちは

あいさつをしながら
じっくり **観察**

● 以下のポイントについて、全身状態を観察しましょう。

体位 ➡ p.96

身体を起こして苦しい
呼吸を代償している？
子どもの活気は？

☐ 立位
☐ 座位
☐ 臥位
☐ 誰かに抱かれている

姿勢 ➡ p.96

☐ 三脚位
☐ 腹部をかばうような前傾姿勢
☐ 抱かれている姿勢（横抱き、縦抱きなど）
☐ 寄りかからず、自立座位ができている

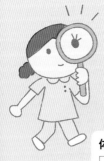

動作 ➡ p.94

☐ 落ち着いて座っている
☐ 歩きまわっている
☐ 走りまわっている
☐ ベビーカーに乗っている
☐ 筋緊張や不随意運動

体格 ➡ p.140

☐ 肥満
☐ やせ
☐ 小柄

栄養状態 ➡ p.140

☐ るい痩

これまでの発育・発達は？
母子手帳を確認してみよう

発達 ➡ p.142

☐ 運動
☐ 言葉
☐ 人見知りなど他者との関係

痛みや出血は？
どのようにけがをした？
その子の発達で起こりうる
けがなのか？

皮膚 ➡ p.12

☐ 発疹　　☐ 発汗
☐ あざ(色)　☐ 乾燥
☐ 外傷　　☐ 肌の清潔さ
☐ 浮腫

呼吸 ➡ p.76

☐ ゼーゼーと呼吸する音
☐ 陥没呼吸
☐ 肩呼吸
☐ 鼻翼呼吸
☐ 首振り呼吸

その状況は緊急か？

身なり

☐ 着衣は清潔か
☐ 季節に合った着衣か
☐ 頭髪は衛生的か

保護者の説明は一貫
性があるか？
矛盾が多い、話が変
わってしまうことは
ないか？

家族の様子 ➡ p.148

☐ 保護者の身なり
☐ 子どもへの接し方
☐ 医療者と目線が合うか
☐ 受診状況の説明
☐ 保護者のかかわりに
　対する子どもの反応

皮膚 はみずみずしく、つるんとしているか

何を	どのようにみるか

🔍 **皮膚**

❶ 最初に顔色を観察してから、全身を観察する

☐ 色（蒼白・チアノーゼ・紅潮・黄疸はないか）
☐ BCG痕（発赤・腫脹・膿瘍形成・潰瘍・痂皮化）はないか
☐ 血管分布（斑状出血を含む）
☐ 発疹・水疱はないか
☐ 傷（挫傷、擦過傷、咬傷）はないか
☐ 汚染はないか

POINT

・明るいところで、できれば自然光のもとで観察する
・衣服やおむつで隠れているところも観察する

POINT

掻痒感（かゆみ）、疼痛（痛み）などの自覚症状はないか、問診も行う

▼皮膚の解剖

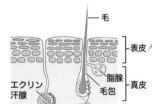

― 毛

表皮

エクリン汗腺
脂腺
毛包
真皮

皮下組織

> 生理的な所見として、子どもの皮膚は表皮最外層の角質層が薄く、脆弱な構造のために容易に障害を受けやすい

凡例： 🔍 視診、✋ 触診、📱 打診、🩺 聴診をそれぞれ表しています（本書内共通）

正常	よくある(典型的な)異常
● 皮膚色は血色がよい（人種差、個人差がある）	● **皮膚の色調が違う**：下記が疑われる ①IgA血管炎（下肢を中心にした左右対称の隆起性、浸潤性の紫斑）、②チアノーゼ（チアノーゼ性心疾患）、③新生児黄疸、④アトピー性皮膚炎
● 発疹がなく、バリア機能が維持されている	● **発疹がある**：下記が疑われる ①発疹を伴う感染症 ・ 麻疹（紅色→暗紅色。癒合する。数〜10mm大） ・ 風疹（淡紅色。2〜5mm大） ・ 手足口病（紅斑を伴う白っぽい水疱。2〜3mm大） ・ 突発性発疹（淡紅色。5mm大） ・ 溶連菌感染症（潮紅。大きさは不定） ・ 水痘（紅斑、丘疹、水疱、破壊、痂皮が混在　10mm以下）

▼IgA血管炎

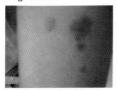

▼手足口病

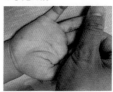

何を	どのようにみるか

 皮膚

> **POINT**
>
> 皮膚裂傷：摩擦やズレによって皮膚が裂け生じる真皮深層までの損傷をスキン-テアという。乾燥、浮腫、長期臥床、低栄養、抗がん薬などによって小児でも生じる

▼虐待の可能性が高い挫傷・熱傷の存在部位

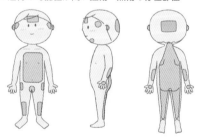

■：虐待の可能性が高い　■：虐待の可能性が低い

奥山眞紀子、山田不二子：一般医療機関における子ども虐待初期対応ガイド. 虐待対応連携における医療機関の役割（予防、医学的アセスメントなど）に関する研究.
https://beams.jamscan.jp/shared/pdf/BEAMS_Stage1.
pdf（2024.1.10.アクセス）より引用

正常	よくある（典型的な）異常
● 掻痒感がない	②アレルギー 　・ 蕁麻疹（一過性の膨疹。さまざまな形状、大きさ） 　・ 接触皮膚炎（非常に掻痒感が強い。特定の部位に限定される） 　・ アトピー性皮膚炎（乾燥、掻痒を伴う紅斑、丘疹、痂皮） ③川崎病（不定形発疹、BCG痕の発赤、手掌紅斑）
● 褥瘡、医療関連機器圧迫創傷（MDRPU）スキン-テア、熱傷などの外傷がなくバリア機能が維持されている	▼ BCG痕の発赤 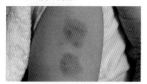 ④血管腫（イチゴ状血管腫） ⑤接触皮膚炎（おむつかぶれ）
● 清潔に保たれている **POINT** WHOのチャイルド・マルトリートメント（child maltreatment）では、身体、精神、性虐待そしてネグレクトを含む児童虐待をより広くとらえた、虐待とは言い切れない大人から子どもへの発達を阻害する行為全般を不適切な養育と定義している	● **皮膚の汚染が強い**：不適切な養育環境がないか考慮する ● **不自然な場所、形の皮膚色の変化がある**：多発性、新旧混在、不自然な分布、手形や物の形をしている、辺縁明瞭で深い、場所が被覆部位・手背・大腿内側・耳介などの特徴がある挫傷、熱傷は不適切な養育（マルトリートメント）が疑われる

15

何を	どのようにみるか
 皮膚	❷温度や乾燥、湿潤、緊張などを把握するために、触診する

□ 温度（熱感・冷感はないか）
□ 乾燥、湿潤、発汗（冷汗）はないか
□ 浮腫、ツルゴール（皮膚の緊張、弾力）
□ 毛細血管再充満時間（CRT）

注意！

接触感染の恐れがあるため、感染防御具を装着して触診する

◆病変部があれば、さらに下記項目を観察する

□ 表面の性状
□ 部位
□ 大きさ
□ 数・分布・範囲（局所・全身）
□ 色や形状
□ 可動性や硬さ
□ 滲出液、出血
□ リンパ節の腫脹
□ 熱感
□ 皮膚の硬さ

正常	よくある(典型的な)異常
●乾燥がない	●**乾燥している**：下記の可能性が 疑われる ①脱水 ②アトピー性皮膚炎 ③スキンケアが不十分

注意！

子どもの肌は乾燥しやすい

POINT

子どもは皮膚が薄く、皮脂の分泌が大人よりも少ない（皮脂膜が薄い）。また、体温調節機能が未熟で、体表面積に対しての汗腺が多いため、汗をかきやすく汗疹ができやすい

●皮膚の緊張、弾力がある	●**皮膚の緊張、弾力（ツルゴール）** **が低下**：脱水が疑われる ●**CRTの延長がある**：脱水が疑わ れる

POINT

子どもの腹部は弾力があり、しわがないが、脱水があると凹んで横しわを生じる。指でつまむと細かい横しわができる。学童では、手の甲の皮膚をつまんで少し持ち上げて離した際に、脱水があると元に戻るまでに時間がかかる

▼病変の例

特徴的な所見（例）	蒼白は末梢から悪化していくため、四肢から体幹に広がる	運動時、体動、啼泣、食事や入浴、排便時に悪化する。寒冷刺激、精神的緊張でも出現する
	白	青
性状と特徴	末梢循環不全	皮膚、粘膜の青紫色変化。口唇、口腔粘膜、鼻尖、耳、指先、爪床でみられやすい。網状チアノーゼは網目状に皮膚が変化（代償性ショックの可能性があり早急な対応が必要）
分類	蒼白（そうはく）	チアノーゼ 網状チアノーゼ（もうじょう）
よくある（典型的な）異常	ショック状態、貧血	貧血、低酸素血症、ショック状態

18

黄染は眼球結膜から口腔粘膜、顔、前胸部（体幹）、四肢の順に出現する。消失するときはその逆の順となる	毛細血管が拡張すると皮膚色は赤く見える（紅潮の範囲が全身か局所か、随伴症状に発熱があるかを確認する）
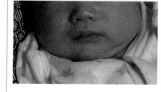	
黄色	**赤**
皮膚、眼球結膜、粘膜の黄染	指で押すと退色する紅色斑
黄疸 （おうだん）	**紅潮** （こうちょう）
生理的黄疸、早発黄疸、遷延性黄疸（黄疸の出現した時期と黄染部位の観察は、黄疸の程度を知るうえで重要）	伝染性紅斑（リンゴ病）、SLE（蝶型紅斑）、ブドウ球菌性熱傷様皮膚症候群（SSSS、上記写真）、接触皮膚炎、熱傷

特徴的な所見	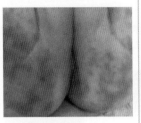	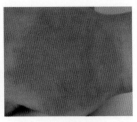
	平坦	
性状と特徴	押すと退色する紅色斑。血管拡張、充血によって生じる	押しても退色しない紫紅色斑。皮下出血によって生じる
	表皮 真皮 皮下組織 毛細血管拡張	表皮 真皮 皮下組織 赤血球漏出
分類	こうはん 紅斑	しはん 紫斑
（典型的な）よくある異常	接触皮膚炎（おむつかぶれ、上記写真）アトピー性皮膚炎、薬疹、SLE、SSSS➡p.19	紫斑（上記写真）、内出血、IgA血管炎➡p.13

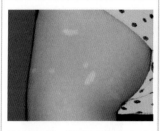
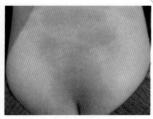

厚生労働省：第114回医師国家試験Ａ問題別冊 No.10. より引用

平坦

色素脱色、局所貧血。メラニンが減少することで生じる	黒色、褐色、青色、灰色、黄色などの皮膚表面の色調変化。メラニンが沈着することで生じる

メラニンの減少

メラニンの沈着

はくはん 白斑	しきそはん 色素斑
尋常性白斑	蒙古斑（上記写真）、カフェオレ斑 →p.137、雀卵斑（そばかす）

特徴的な所見（例）	

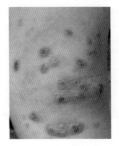

日本皮膚科学会：アトピー性皮膚炎診療ガイドライン2021．日皮会誌 2021；131（13）：2719．より転載

隆起

性状と特徴	限局性の皮膚変化。表皮の増殖、真皮の浮腫や炎症で生じる。直径10mm程度未満	限局性の皮膚変化。浮腫、炎症、肉下種性変化で生じる。直径10mm以上30mm未満
分類	きゅうしん **丘 疹**	けっせつ **結 節**
よくある（典型的な）異常	湿疹、皮膚炎、麻疹（はしか）、風疹（三日はしか）、溶連菌感染、突発性発疹、水痘の初期、単純性痒疹、伝染性軟属腫（水いぼ、上記写真）	腫瘍、結節性痒疹（上記写真）、結節性紅斑

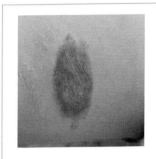
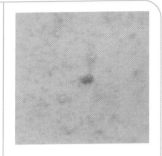

隆起

限局性の皮膚変化。結節の直径30mm以上	内容物が水様性

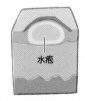
水疱

しゅりゅう 腫 瘤	すいほう 水疱
悪性腫瘍、頸部リンパ節炎、イチゴ状血管腫（上記写真）	水痘（水疱瘡〈上記写真〉） 湿疹、手足口病➡p.13、ヘルペス、感染、熱傷

特徴的な所見（例）	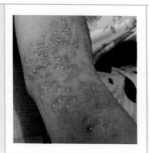	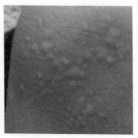
	隆起	
性状と特徴	水疱の内容物が膿性。白色または黄色 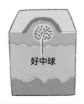 好中球	皮膚の限局性浮腫。皮疹が数時間で続発疹を残さずに消失する 浮腫
分類	のうほう 膿疱	ぼうしん 膨疹
（典型的な）よくある異常	膿疱性汗疹（上記写真）、伝染性膿痂疹（とびひ）、ざ瘡（ニキビ）	蕁麻疹、膨疹

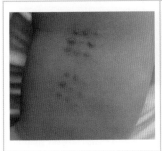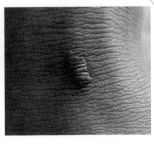

隆起

角質や滲出液が乾燥して皮膚表面に固着したもの	潰瘍や創傷、腫瘍などで欠損した組織が治った後にできる傷痕
	肉芽組織
痂皮 （かひ）	瘢痕 （はんこん）
かさぶた	肥厚性瘢痕、ケロイド、萎縮性瘢痕

	隆起	陥没
特徴的な所見（例）	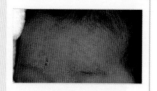日本皮膚科学会：アトピー性皮膚炎診療ガイドライン2021，日皮会誌 2021；131（13）：2701．より転載	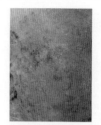日本皮膚科学会：アトピー性皮膚炎診療ガイドライン2021，日皮会誌 2021；131（13）：2718．より転載
性状と特徴	角質が皮膚に異常に蓄積し、正常より厚くなっている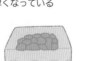	表皮基底層に及ぶ欠損
分類	鱗屑（りんせつ）	びらん
よくある（典型的な）異常	アトピー性皮膚炎、魚鱗癬、脂漏性湿疹	表皮内の水疱や膿疱が破れた痕

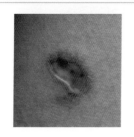

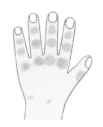

陥没

真皮あるいは皮下組織に及ぶ欠損。瘢痕を残す	表皮から真皮にかけて細く深い線状の亀裂
かいよう **潰瘍**	き れ つ **亀裂**
褥瘡➡p.150、潰瘍（上記写真）	しもやけ

3

皮膚 病変の例（鱗屑・びらん・潰瘍・亀裂）

27

何を	どのようにみるか

爪

◆ 下記項目を観察する

☐ 色
☐ 形状
☐ 厚さ
☐ 病変はないか

▼爪の解剖

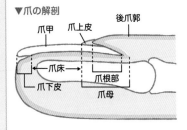

後爪郭
爪甲
爪上皮
爪床
爪根部
爪下皮
爪母

正常	よくある(典型的な)異常

正常

- 変色がない
- 爪の表面はわずかにカーブしているか平らである
- **爪甲が反り返っている**：異常ではない。幼児では裸足で遊ぶために、足の母趾の爪がスプーン状（スプーンネイル）になりやすいが、靴を履き、歩行するようになると自然に治る

▼**スプーンネイル**

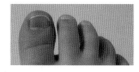

- 後爪郭と外側爪郭は滑らかで丸みを帯びている

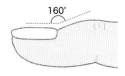

160°

- 厚さは均一で、爪は爪床に付着し、爪甲は硬い

- 爪囲炎がない

よくある(典型的な)異常

- **蒼白な皮膚、爪の変色（黒、暗赤紫、青紫、白）がある**：貧血、低酸素血症、ショックなどが疑われる

- **ばち状指がある**：慢性呼吸不全、先天性心疾患が疑われる。爪は薄く、薄紫色のチアノーゼが透けて見えることが多い（爪の角度は180°以上）

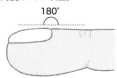

180°

- **横走する溝、爪の変形、爪が伸びない**：咬爪症が疑われる。3歳以上に起こる。養育環境など精神的な欲求不満が原因のこともある

頭の形や顔つきに違和感はないか

何を	どのようにみるか

大泉門

◆ 頭部を触診し、大泉門のひし形の対辺の距離（ひし形の中点を結ぶ）をノギスを用いて測定する

▼大泉門の計測

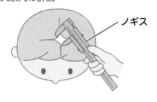

ノギス

☐ 膨隆はないか
☐ 陥没はないか
☐ 閉鎖遅延はないか
☐ 早期閉鎖はないか

頭囲

❶ 後頭結節から前頭結節（眉の間の中央）を通るラインを、メジャーで測定する

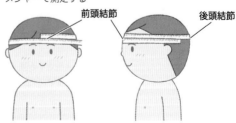

前頭結節   後頭結節

正常	よくある（典型的な）異常
●**新生児**：2.5〜3cm ●**生後10か月**：1.5〜2cm ●**生後11か月以降**：さらに小さくなる（1歳〜1歳6か月で閉鎖）	●**大泉門が左記より早期に閉鎖する**：脳の発育障害（脳萎縮、脳低形成）が起こるリスクがある ●**大泉門の閉鎖前（1歳2か月ごろ）に、2〜3か月の期間で急激に成長曲線を外れて頭囲が拡大している**：水頭症が疑われる
●膨隆はない	●**膨隆がある**：頭蓋内圧亢進（髄膜炎、水頭症、脳腫瘍、頭蓋内出血）が疑われる
●陥没はない	●**陥没がある**：脱水、栄養障害が疑われる
●閉鎖遅延はない	●**閉鎖遅延がある**：クレチン症、くる病、水頭症が疑われる
●早期閉鎖はない	●**早期閉鎖がある**：頭蓋骨早期癒合症が疑われる
●**新生児**：32cm ●**約1歳**：45cm ●**約3歳**：50cm	●**頭囲が増加せず、同じ年齢の平均（左記）よりも5cm以上小さい**：小頭症が疑われ、成長発達の遅れや影響が現れることがある。重度の低栄養なども原因になる ●**左記より大きい**：水頭症、中毒による頭蓋内圧亢進、頭蓋内占拠性病変、先天性代謝異常などが疑われる

何を	どのようにみるか

 頭囲

❷頭囲を成長曲線にプロットし、経過を評価する
➡ p.140
□ 頭の形に変形はないか
□ 左右差はないか

🔍 顔貌

◆ 顔全体を観察し、下記項目を観察する

□ 顔色
□ 浮腫や皮疹はないか
□ 左右差はないか
□ 表情

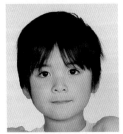

*写真はモデル

🔍 眼の位置

◆ 下記項目を観察する

□ 眼球突出はないか
□ 眼球陥没はないか

正常	よくある（典型的な）異常
POINT 新生児の頭囲は胸囲より大きく、生後1か月で等しくなる	● **頭囲が胸囲よりも5cm以上大きい**：水頭症などが疑われる
● 頭の形は、ゆがみや左右差がない	● **頭の形が変形している**：頭蓋骨早期癒合症が疑われる
● 顔色良好で、浮腫や皮疹がない	● **顔色不良**：低血圧や貧血などが疑われる
● 左右対称で、不随意の異常な動きがなく、苦悶表情でない	● **口唇チアノーゼがみられる**：低酸素血症、先天性心疾患などが疑われる
	● **特異的顔貌**：ダウン症候群（21トリソミー）、アラジール症候群、ソトス症候群などが疑われる
	● **満月様顔貌**：ステロイドの長期的大量投与やステロイドの過剰分泌などにより生じる
● 両眼球とも突出や陥没がない	● **眼球突出がある**：甲状腺機能亢進症などが疑われる
	● **眼球陥没がある**：小眼球（症）や眼窩底骨折などが疑われる

何を	どのようにみるか
視線 （追視）	❶20～30cm程度の高さで、ペンライトや子どもの気を引きやすい色のおもちゃを使用して、中央でまず子どもの関心を引く ❷ペンライトやおもちゃを右・左と双方、180°動かし、追視を確認する □ 目で光やおもちゃを追うか □ 左右差はないか 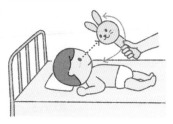
眼瞼 （まぶた）	◆下記項目を観察する □ 眼瞼下垂はないか
結膜	◆眼瞼結膜、眼球結膜を観察する ❶指で両下眼瞼を引き（あかんべーの目）、両眼瞼結膜を観察する □ 充血、蒼白、浮腫などはないか

正常	よくある(典型的な)異常
● 新生児は生後間もなくより光、顔など追視する	● **斜視や眼振がある**：専門医へコンサルトする
● 180°追視ができる	● **追視ができない、瞬間的にしか追視しない、左右差がある**：眼球が下方へ向いてしまうときは、水頭症や核黄疸が疑われる（落陽現象）
● 左右差がない	
POINT 新生児は成人の1/8以下で20cmの距離しか見えない。両眼視は2か月ごろからみられはじめ、6か月で完成する	
● 両眼瞼に下垂がない	● **眼瞼下垂がある**：重症筋無力症、動眼神経損傷、ホルネル症候群などが疑われる
● 眼瞼結膜は透明であり、その下の構造により下眼瞼ではピンク色、眼球では白色に見える	● **眼瞼結膜が蒼白している**：貧血が疑われる

頭・顔つき 視線・眼瞼・結膜

4

🔍結膜

❷眼球結膜を観察する

☐ 充血はないか
☐ 浮腫はないか
☐ 黄染はないか
☐ 出血はないか

▼結膜の解剖

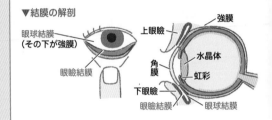

眼球結膜
（その下が強膜）

眼瞼結膜

強膜

上眼瞼

水晶体

角膜

虹彩

下眼瞼

眼瞼結膜

眼球結膜

正常	よくある(典型的な)異常
● 充血がない	● **充血、水様性眼脂がみられる**：アデノウイルス、川崎病などが疑われる
	▼眼球結膜充血
	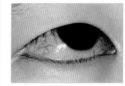
	日本川崎病学会：川崎病関連情報 症例写真. より転載
● 浮腫がない	● **浮腫がある**：アレルギー性結膜炎（花粉やダニなどのアレルギー反応であるため、流行性結膜炎とは異なる）、疼痛がある場合、眼圧亢進が疑われる。すみやかに専門医へコンサルトする
● 黄染がない	● **黄染がある**：新生児黄疸、ビリルビン代謝異常症が疑われる

注意！

眼球黄染に灰白色便がある場合は、胆道閉鎖症など手術が必要な疾患が隠れている場合があるため、すみやかに専門医にコンサルトが必要

🔍 結膜	
🔍 瞳孔 水晶体	◆ 下記項目を観察する ☐ 瞳孔の大きさ、形 ☐ 左右差はないか ☐ 水晶体の混濁はないか

▼瞳孔所見

瞳孔	大きさと左右差
正常	直径3〜4mm
縮瞳	直径2mm以下
散瞳	直径5mmを超える
瞳孔不同 （アニソコリア）	左右差0.5mm以上

左側目盛り：
1.5 2 2.5 3 3.5 4 4.5 5 5.5 6 6.5 7 8 9 10mm

瞳孔計
（めやす）

郵便はがき

料金受取人払郵便

小石川局承認

7624

差出有効期間
2025年4月
20日まで

（このはがきは、
切手をはらずに
ご投函ください）

１１２ー８７９０

０６５

（受取人）

東京都文京区

小石川二丁目三ー二三

照林社　書籍編集部行

‖‖‖‖‖‖‖‖‖‖‖‖‖‖‖‖‖‖‖‖‖‖‖‖‖‖‖‖‖‖‖‖

□□□-□□□□　　TEL　　　－　　　－

都道 府県		市区 郡	

（フリガナ）	年齢
お名前	歳

あなたは　1.学生　2.看護師・准看護師　3.看護教員　4.その他（　　　　）

学生の方　1.大学　2.短大　3.専門学校　4.高等学校　5.その他（　　　　）
　　　　　1.レギュラーコース　2.進学コース　3.准看護師学校

臨床の方　病棟名（　　　　　　　　　　　　　　　　　　　）病棟
　1.大学病院 2.国立病院 3.公的病院(日赤、済生会など) 4.民間病院(医療法人など) 5.その他（　）

その他の所属の方　所属先　1.保健所　2.診療所　3.介護施設　4.その他（　　　）

今後、出版物（雑誌・書籍等）のご案内、企画に関係するアンケート、セミナー等の案
内を希望される方はE-mailアドレスをご記入ください。
E-mail
ご記入いただいた情報は厳重に管理し第三者に提供することはございません。

『小児フィジカルアセスメント ポケットBOOK』
愛読者アンケート
(200611)

★アンケートにお答えいただいた方、先着100 名様に
オリジナルクリアファイルをプレゼント！

★ご愛読ありがとうございました。今後の出版物の参考にさせていただきますので、アンケートにご協力ください。

●本書はどのようにして購入されましたか？
　1. 書店で　2. インターネット書店で　3. 学会等の展示販売で
　4. その他（　　　　　　　　　　　　　　　　　　　　　　　　　　　　　　　）

●本書を何でお知りになりましたか？(いくつでも)
　1. 書店で実物を見て　2. 病院・学校から紹介されて
　3. 友人・知人に紹介されて　4. 書店店員に紹介されて　5. チラシを見て
　6. エキスパートナース・プチナースの広告を見て　7. SNS で
　8. インターネットで調べて　9. その他（　　　　　　　　　　　　　　　　　）

●本書をごらんになったご意見・ご感想をお聞かせください。
　表紙は（よい　悪い）　定価は（高い　普通　安い）
　本の大きさは（ちょうどよい　小さすぎる）

●本書で役立った内容を具体的にお教えください。

●本書で足りなかった点、今後追加してほしい内容を具体的にお教えください。

●今後あなたが欲しいと思う本の内容・テーマは何ですか？

正常	よくある（典型的な）異常
● 出血がない	● **出血がみられる**：結膜下出血、外傷、眼圧上昇などが疑われる
▼充血と出血の違い	

充血 ・血管が拡張した状態で、血管の走行が見える	出血 ・血管が破れて出血し、血管の走行は見えない

正常	よくある（典型的な）異常
● **正常**：直径3〜4mm	● **直径2mm以下（縮瞳）**：橋障害などが疑われる
	● **直径5mm以上（散瞳）**：動眼神経麻痺、アトロピンなどの点眼、深麻酔などでみられる
	● **左右差0.5mm以上（瞳孔不同）**：中枢神経疾患や頭蓋内出血などが疑われる
● 水晶体は透明で、混濁がない	● **水晶体の混濁**：先天性白内障などが疑われる

何を	どのようにみるか
🔍 対光反射	

◆ 対光反射を観察する（必ず片側ずつ両側を確認する）

❶ ペンライトで片目ずつ光を当てることを説明する

POINT

瞳孔が散大して縮瞳が観察しやすくなるため、部屋を暗くするとよい

❷ 子どもの外側からペンライトを移動させ、見ている瞳孔に光を当てる

☐ 瞳孔の収縮を確認する（直接対光反射）

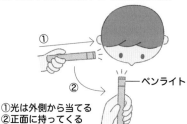

①光は外側から当てる
②正面に持ってくる

❸ 見ている瞳孔と反対側の瞳孔に、子どもの外側からペンライトで光を当てる

☐ 瞳孔の収縮を観察する（間接対光反射）

光を直接入れた眼の瞳孔が収縮
➡直接対光反射（+）

光を入れていない側の眼の瞳孔も収縮
➡間接対光反射（+）

正常	よくある(典型的な)異常

●両側とも、直接対光反射も間接対光反射も、左右差なく認められる

POINT

子どもの場合、頭頸部領域(眼、咽頭、鼓膜)は啼泣や嫌がるため、必ず最後に評価する

●**光が当たっても、直径5mm以下に収縮しない(散瞳)：**動眼神経麻痺、アトロピンなどの点眼、深麻酔などでみられる

●眼球を司る神経
　動眼神経（Ⅲ）
　外転神経（Ⅵ）
　動眼神経：外方以外の運動障害
　外転神経：外方の運動障害

▼瞳孔所見　（麻痺性斜視）

| ✕ 👁 👁 | 右外転神経
（Ⅵ）麻痺 |
| ✕ 👁 👁 | 右動眼神経
（Ⅲ）麻痺 |

鼻 から鼻水は垂れていないか

何を	どのようにみるか
🔍鼻	◆ 下記項目を観察する ☐ 位置、形 ☐ 左右対称か ☐ 大きさ、高低 ☐ 腫脹はないか ☐ 鼻腔の閉塞はないか（通気性） ☐ 分泌物（鼻汁）はないか ☐ 性状、量、色 ☐ 鼻出血はないか ☐ 鼻翼・外鼻孔の大きさ、変形、動き

正常	よくある(典型的な)異常
●特異的顔貌（アデノイド顔貌など）でない	●**鼻筋が落ち込んで低くなっている**：鼻背が陥没して、鞍のようになった鼻筋を鞍鼻という。ダウン症候群（21トリソミー）が疑われる
●分泌物がなく、鼻腔が閉塞していない	●**分泌物がある**：鼻汁、鼻出血などがあれば、アレルギー性鼻炎、感染が疑われる
●鼻翼・外鼻孔に変形がみられない	●**鼻翼・外鼻孔に変形がある**：鼻の異物（おもちゃ、コインなど）が疑われる
●鼻翼の動きに吸気時の拡大がない	●**吸気時に鼻翼を広げる呼吸（鼻翼呼吸）がみられる**：気道閉塞、呼吸不全などが疑われる。強い呼吸努力を表すため、早急な介入が必要 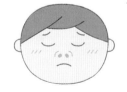

何を	どのようにみるか

🔍 副鼻腔

◆ 下記項目を観察する

☐ 上顎洞、篩骨洞の圧痛はないか
☐ 鼻汁はないか
☐ 鼻閉はないか
☐ 頭痛・頬部痛、顔面圧迫感はないか
☐ 咽頭後壁に鼻汁が垂れ込んでいないか（後鼻漏）
   ➡ p.59

POINT

子どもの副鼻腔炎は自覚症状が乏しいため、乳幼児では機嫌不良や哺乳量低下の有無、症状を訴えられる子どもの場合は頭重感や頭痛、嗅覚障害、集中力低下の有無を確認する。また咳嗽やアトピー性皮膚炎・喘息の既往の有無も確認する

▼鼻の解剖

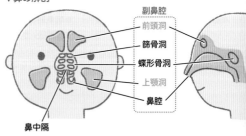

副鼻腔
- 前頭洞
- 篩骨洞
- 蝶形骨洞
- 上顎洞
- 鼻腔

鼻中隔

正常	よくある(典型的な)異常
● 頭痛、頬部痛、顔面圧迫感がない	● **自発痛や圧痛を伴う**：上顎洞、篩骨洞に疼痛がある場合、副鼻腔炎が疑われる
● 鼻汁、鼻閉、鼻漏、後鼻漏、咳嗽がない	● **くしゃみ、水様鼻汁、鼻閉がある**：アレルギー性鼻炎が疑われる
	● **膿性鼻汁がある**：副鼻腔の感染がある。副鼻腔炎、鼻に異物が入っている状態が続いても膿性鼻汁は出る
	● **鼻閉があり、アデノイド顔貌、口呼吸になる**：アデノイド増多症が疑われる

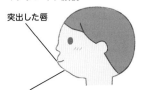

▼アデノイド顔貌

突出した唇

後退した下顎

6 口のなかや口唇に色の変化や腫れ、出血はないか

何を	どのようにみるか
口唇	◆ 口唇を観察する ☐ 癒合不全はないか ☐ 湿り気、乾燥はないか ☐ 色 ☐ チアノーゼはないか ☐ 形 ☐ 左右差はないか ☐ 潰瘍、水疱はないか ☐ くぼみはないか ☐ 発赤はないか ☐ 腫脹はないか **POINT** 上唇を指で上げて、その裏側も観察する

正常	よくある（典型的な）異常
● 癒合不全がない	● **癒合不全がある**：口唇口蓋裂であり、構音障害、嚥下障害、哺乳障害があるかを確認する
● 乾燥していない	● **乾燥している**：脱水が疑われる
● 色は薄紅色から赤みを帯びている	● **チアノーゼがある**：静脈血の酸素欠乏による末梢チアノーゼによる。還元型ヘモグロビンが3～5 mg/dL以上で出現する。低酸素血症、ショック、先天性心疾患が疑われる
● チアノーゼがない	
● 左右差がない	● **口の周りが白い（口囲蒼白）**：猩紅熱、低血糖が疑われる
● 水疱がない	● **口唇紅潮、口唇乾燥**：川崎病が疑われる（発熱の有無や他の川崎病症状の有無を観察する）
● 出血がない	● **水疱、口唇ヘルペスがある**：全年齢に発症し、発熱、日光への曝露、ストレスが誘因になる

6

口

口唇

▼チアノーゼ

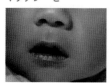

▼口唇紅潮とイチゴ舌

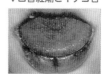

日本川崎病学会：川崎病関連情報
症例写真. より転載

何を	どのようにみるか
口唇	**注意!** I型（即時型、アナフィラキシー型）アレルギー反応は、アレルゲン曝露後に数分〜2時間ほどで急速に起こる免疫反応。血圧低下や呼吸困難、意識障害などを生じて死に至ることもあるため、他の随伴症状の有無を観察する
口腔 粘膜	❶ 子どもに口を大きく開けてもらうように伝え、舌を前に突き出してもらう ❷ 舌圧子を使用するときには、頬と歯肉の横を沿わせて入れる □ 乾燥はないか □ 出血、水疱、アフタ、白苔、白斑はないか □ 口臭はないか □ 発赤はないか □ 腫脹、浮腫はないか □ 潰瘍、びらんはないか **POINT** ペンライトを用いて、しっかりと照らして観察する

正常	よくある(典型的な)異常
● 発赤、腫脹がない	● **発赤、腫脹、血管浮腫がある**：（アナフィラキシー）原因は子どもでは食物が多く、薬物、昆虫などもある
● 血色がよく、乾燥がない	● **血色が悪い、白っぽい**：貧血（血球数の減少）が疑われる
	● **乾燥がある**：唾液の分泌不足や脱水、抗てんかん薬（カルバマゼピン）の副作用が原因にある
● 出血、水疱、アフタ、白苔、白斑がない	● **水疱、びらん、潰瘍がある**：手足にも2〜3mmの水疱性発疹がみられる場合は手足口病が疑われる
	● **水疱、アフタがある**：軟口蓋から口蓋弓にかけて両側の水疱、アフタがみられ、39.0℃以上の発熱と咽頭痛がある場合はヘルパンギーナが疑われる
	● **舌圧子で剥がれない白苔、剥がすと粘膜の点状出血がある**：鵞口瘡（がこうそう）が疑われる
	● **白苔、白斑がある**：歯の咬み合わせ部分、下顎臼歯の向かい側に小白斑（コプリック斑）がみられる場合、麻疹が疑われる。これは、発熱（一峰目）が解熱するころに出現する麻疹に特徴的な症状

POINT

舌の片側ずつ押さえるようにすると、不要な咽頭反射
が起こりにくい

▼口腔内の解剖

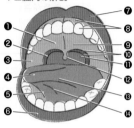

❶硬口蓋

❷口蓋扁桃（扁桃、左右）

❸頬粘膜（左右）

❹舌

❺口腔底

❻下口唇とその裏側

❼上口唇とその裏側

❽歯肉（歯茎）、歯

❾軟口蓋

❿前・後口蓋弓

⓫咽頭後壁

⓬口蓋垂

⓭舌縁

⓮舌下面・舌小帯

正常	よくある（典型的な）異常
	注意！ 麻疹は、空気感染するため、感染力が非常に強い。麻疹を疑ったらすぐに陰圧個室管理とN95マスクで感染対策を行う
● 浮腫がない	● **浮腫がある**：アレルギーが疑われる
● 口臭がない	● **口臭がある**：歯みがきが正しくできていない、口呼吸による口腔乾燥、う歯や歯周病、副鼻腔炎、扁桃炎、胃腸炎、肝・腎機能低下、糖尿病などが疑われる

6

口
口腔粘膜

51

何を	どのようにみるか
歯	◆下記項目を観察する ☐ 歯の欠損、う歯はないか ☐ 歯牙の数 ☐ 衛生状態 ☐ 歯列 ☐ かみ合わせ ☐ 歯肉の発赤、腫脹はないか

正常	よくある（典型的な）異常
● 歯の欠損、う歯がない	● **歯の欠損がある、う歯が多い、清潔でない**：マルトリートメント（不適切な養育）が疑われる ➡ p.15
● 不正咬合がみられない	● **歯肉増殖がある**：抗てんかん薬（フェニトインなど）、免疫抑制薬（シクロスポリン）などの副作用で生じる。歯垢が歯肉肥大の悪化につながるため、日ごろの歯みがきが重要である
● 萌出遅延がない	● **不正咬合がみられる**：唇顎口蓋裂が疑われる。う歯や歯周病の原因となる
	● **癒合歯がある**：2つ以上の歯が癒合した状態。下の乳中切歯と乳側切歯、下の乳側切歯と乳犬歯の癒合が多い
● 歯肉の発赤、腫張がない	● **歯肉の発赤、腫脹、口内炎がみられる**：ヘルペス歯肉口内炎が疑われる。発熱、咽頭痛とともに、口腔内粘膜や口唇周囲に有痛性の小水疱、びらんが多発して不機嫌、哺乳力低下や食欲不振を伴うことがあるため、脱水に注意が必要

何を	どのようにみるか
🔍舌	◆ 下記項目を観察する □ 色 □ 大きさ □ 乾燥はないか □ 腫脹はないか □ 潰瘍はないか
🔍硬口蓋 軟口蓋 口蓋扁桃 咽頭後壁	◆ ペンライトを使用して、口腔内をよく観察する □ 口蓋に癒合不全はないか □ 口蓋垂に点状出血はないか □ 発赤、腫脹はないか □ 口蓋扁桃に偏位、肥大、白苔はないか □ 痛みはないか □ 開口障害はないか □ 口を開けたままにしていないか（アデノイド顔貌 　→p.45） □ 流涎はないか □ 水疱はないか □ チアノーゼはないか □ 乾燥はないか □ 潰瘍はないか

正常	よくある（典型的な）異常
●淡紅色、薄白苔で大きすぎず小さすぎない	●**イチゴ舌➡p.47がみられる**：溶連菌感染症、川崎病が疑われる
	●**巨舌がみられる**：ダウン症候群、甲状腺機能低下症が疑われる
●乾燥がない	●**乾燥がみられる**：脱水が疑われる
●潰瘍がない	●**潰瘍（口内炎）がある**：免疫力の低下やビタミン不足、消化不良などが疑われる。全身性エリテマトーデス（SLE）でも生じる
●舌乳頭の萎縮がない	●**舌乳頭の萎縮がある**：ビタミンB複合体欠乏症、鉄血欠乏性貧血、悪性貧血で起こる
●硬口蓋（➡p.50図-❶）に癒合不全がない、水疱、出血、白苔、チアノーゼ、乾燥がない	●**硬口蓋に癒合不全がある**：口蓋裂、鼻腔閉鎖機能が障害されるため、嚥下障害、哺乳障害、構音障害を起こす
●軟口蓋（➡p.50図-❾）に癒合不全がない、水疱、出血、白苔、チアノーゼ、乾燥がない	●**軟口蓋（口蓋垂にも及ぶ）に点状出血がみられる**：溶連菌感染症が疑われる
	●**滲出を伴う扁桃と浮腫状の咽頭壁がみられる**：溶連菌感染症が疑われる。高熱、咽頭炎、扁桃炎で発症し、頸部・上胸部から始まり、全身に広がる発赤、口囲蒼白、イチゴ舌がみられる

何を	どのようにみるか

🔍 硬口蓋
軟口蓋
口蓋扁桃
咽頭後壁

POINT

・咽頭後壁を観察したいときには、舌圧子を奥まで入れる
・1歳以上の場合、口を大きく開けるように伝えると、開けてくれやすい。大きく口を開けたら、舌をできるだけ突き出してもらうか、「えー」と声に出してもらう。息を大きく吸ってもらえれば、舌圧子がなくても口腔内の観察はできる
・乳児は啼泣しているときに観察するのも有効

▼咽喉頭の解剖

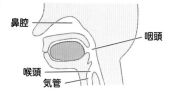

鼻腔
咽頭
喉頭
気管

POINT

口蓋扁桃（扁桃）（➡ p.50図-❷）は、中咽頭の左右両側にあるリンパ組織が集まった感染に対抗するための器官。1歳ごろから大きくなり始め、4〜5歳で肥大し、7〜8歳で大きさやはたらきのピークを迎える。12〜13歳で縮小し、思春期を過ぎるころには退縮する。腫れが症状を引き起こすことは通常ないが、呼吸困難や嚥下困難、くり返すと耳や副鼻腔の感染症、閉塞性睡眠時無呼吸症候群を引き起こす可能性がある

正常	よくある（典型的な）異常
	●**水疱、潰瘍がある**：ヘルパンギーナ（直径1〜2mmの紅暈で囲まれた小水疱）、手足口病（2〜3mmの水疱）、単純ヘルペスが疑われる
	●**口蓋垂の根元の両側に粟粒大の紅色隆起（永山斑）がある**：突発性発疹が疑われる
●扁桃に白苔、偏位、肥大がない	●**扁桃に白苔がある**：アデノウイルス、溶連菌（下記写真）、EBウイルス感染などが疑われる
	●**扁桃の偏位がある**：咽後膿瘍、扁桃周囲膿瘍が疑われる
	●**扁桃の肥大がある**：感染、アレルギー反応、刺激物、胃食道逆流が疑われる。アデノイド増多症は咽頭扁桃の生理的な肥大で、後鼻孔・耳管咽頭口が閉塞することはなく、耳管を介して鼓室内が換気されるために、鼓室内の老廃物は排泄される。病的な肥大では、これらが障害されるため、副鼻腔炎、滲出性中耳炎になりやすい。難聴、耳閉感、鼻閉、口呼吸、いびき、アデノイド顔貌➡p.45が出現する

▼溶連菌感染症

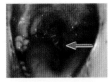

厚生労働省：第97回医師国家試験H問題別冊No.3. より引用

6

□ 硬口蓋・軟口蓋・口蓋扁桃・咽頭後壁

57

何を	どのようにみるか

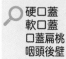

硬口蓋
軟口蓋
口蓋扁桃
咽頭後壁

▼舌圧子の使用法

・ 舌圧子を使用するときは、真正面から入れずに、頬
と歯肉の横に沿わせて入れる

・ 舌の中央ではなく、片側ずつ押さえるようにして口
蓋扁桃、咽頭後壁を観察すると、不要な咽頭反射が
起こりにくい

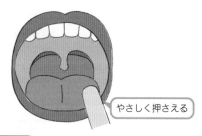

やさしく押さえる

注意！

咽頭後壁を観察するときは、咽頭反射を恐れずに舌圧子を
奥まで入れる。咽頭反射は舌の奥1/3に触れるだけで誘発
される

POINT

子どもが動かないようにするには、保護者に両足の間に子
どもの足を挟んで、片手で子どもの両手を、もう片方の手
で子どものおでこを押さえるよう協力してもらうとよい

正常	よくある（典型的な）異常
●咽頭後壁（➡p.50図-⓫）に水疱、出血、白苔がない	●咽頭後壁に鼻汁が垂れ込んでいる：後鼻漏（長引く咳の原因）が疑われる
●咽頭後壁に乾燥がない	●咽頭後壁に乾燥がある：急性咽頭炎が疑われる
●アデノイドがない	●アデノイドがある：滲出性中耳炎、慢性副鼻腔炎、アデノイド増多症➡p.57が疑われる

▼アデノイド
口腔からは見えない。リンパ組織が集まった感染に対抗するための器官。3歳ごろから大きくなり始め、5歳ごろに最大になる。10歳ごろまでに退縮する

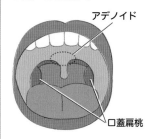

アデノイド

口蓋扁桃

7 耳は聴こえているか、リンパ節は触れるか

何を	どのようにみるか
耳介	❶ 眼の位置と関連づけて、耳の位置を観察する ❷ 耳の形を観察する ▼耳の構造 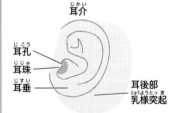 耳介（じかい）／耳孔（じこう）／耳珠（じじゅ）／耳垂（じすい）／耳後部／乳様突起（にゅうようとっき）
耳介	◆ 左右の耳介を触診する ❶ 向き合って、右手で子どもの左耳を、左手で子どもの右耳を触診する

正常	よくある（典型的な）異常
● 耳の上端が、内眼角と外眼角を結んだ想像上の線と耳介交差する 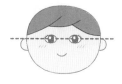	● **仮想の水平線より低位または傾斜した耳**：小耳介、耳介低形成、耳介低位は、先天奇形を合併する可能性がある。また染色体異常などが疑われる
● 水平性に垂直に引いた線から耳介の角度は、10°を超えない 	● **耳介の変形**：埋没耳（袋耳）、副耳、耳瘻孔、耳垂裂、小耳症など形態異常や胎児期遺残が疑われる ▼副耳 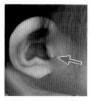
● 耳介の上半が、弓形となりに形成されている **POINT** 新生児は頭に対して平坦である	

何を	どのようにみるか
 耳介	❷耳介を母指と示指(人差し指)で持ち、後上方へ引っ張る □ 痛み(牽引痛)はないか ❸耳珠を指で押す □ 圧痛はないか 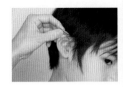
耳後部	●耳後部の骨突出(乳様突起)を観察する □ 腫脹、発赤はないか □ 圧痛はないか
聴力	◆下記の方法で音の聞こえを確認する ・**乳　児**：検者の指で擦れ音をつくり、音への反応を確認する ・**乳 幼 児**：背後に立ち、指を鳴らす、また手を叩く ・**幼児以降**：子どもの耳から30cm程度のところで同じように指を擦る **POINT** 聞こえは、左右片側ずつ確認する □ その音が聞こえているか □ 左右差はないか

正常	よくある(典型的な)異常
● 牽引痛がない	● **牽引痛がある**：外耳炎・乳様突起炎が疑われる
● 圧痛がない	● **圧痛がある**：外耳炎・中耳炎が疑われる耳後部の腫脹・発赤・圧痛：乳様突起炎や昆虫咬傷（虫刺され）による腫脹が疑われる
● 耳後部（乳様突起）が平坦、触れても痛くない	● **耳後部の腫脹・発赤・圧痛**：乳様突起炎や昆虫咬傷による腫脹が疑われる

正常	よくある(典型的な)異常
● 両側とも同じように聞こえる	● **聞こえが悪い（音に反応がない）**：難聴が疑われる。難聴にはさまざまな原因があり、耳垢栓塞は、伝音難聴の原因となりうる。その他、先天性難聴、形態異常（外耳閉鎖症や耳小骨奇形など）、言葉の遅れ（言語能力）、保護者の心配などから発見することがある

月 齢	徴 候
0〜2か月	突然の音に驚く(驚愕反応)柔和な音と声で静まる
2〜3か月	音に反応して体を動かす聞き慣れた音に表情を変える
3〜4か月	音のする方向に目を向ける、または振り向く
6〜7か月	声や会話を聞こうと振り向く

POINT

聞こえが悪いときは、耳孔を目視して、耳垢がたまっている場合は耳垢除去（耳そうじ）をする（専門医の受診をすすめる）

何を	どのようにみるか

 外耳

◆ 左右の外耳孔を観察する

☐ 分泌物はないか
☐ （分泌物がある場合）色・におい

POINT

分泌物の変化も観察する

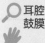 **耳腔
鼓膜**

❶ 耳介を母指と示指で持ち、年齢に合わせて鼓膜が見やすくなる向きに引っ張り、観察する

3歳未満	耳たぶを外下方へ引っ張る
3歳以上	耳介を上背部に引っ張る

☐ 外耳道は開通しているか
☐ 耳垢はない（耳垢除去されている）または黄褐色の耳垢（正常）があるか
☐ 分泌物はないか

❷ 耳鏡を逆さに持ち、耳管に耳鏡を置き、耳鏡の先を挿入し、中耳、鼓膜を確認する

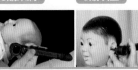

> 3歳未満　3歳以上

POINT

実施時は頭をおさえてもらう

耳鏡は鉛筆を持つように持ち、深く入れすぎない

☐ 耳管はピンク色であるか
☐ 鼓膜は半透明でパールピンク、または灰色であるか

正常	よくある(典型的な)異常
●分泌物（色・におい）がない	●**悪臭ある黄色、緑色の分泌物がある（耳漏）**：中耳、鼓膜の炎症が疑われる ●**血性分泌物がある**：外耳および内耳の異物刺激（異物や引っかき傷）、外傷に伴う頭蓋底骨折（透明な液を含んでいる）が疑われる
●耳漏や耳垢栓塞がない	●**耳垢栓塞がある**：過度の耳垢除去を示唆し、外耳孔の皮膚変化がないことを確認する
●紅潮がない	●**鼓膜の紅潮がある**：急性中耳炎が疑われる。濁黄色、灰色の鼓膜は、漿液性中耳炎が疑われる
●分泌物がない	●**分泌物がある**：中耳炎、外耳炎、耳垢の過剰な生成、外傷や損傷、鼻や咽頭の感染症、鼓膜穿孔が疑われる

7

耳・リンパ節 外耳・耳腔・鼓膜

何を	どのようにみるか

 リンパ節

① 触診しているリンパ節に意識を集中して、左右を比較しながら10のリンパ節群（下記）を触診する

☐ 大きさ
☐ 可動性
☐ 硬さ
☐ 圧痛はないか

POINT

両手を子どもの後頭部を支えるように添えて、片側ずつ行う

頸部	鎖骨上窩

子どもの表情をみながら、痛みによる表情変化がないか、所見とともに確認

注意！

強く押すと、リンパ節を筋に押し込んでしまうことがある

▼頸部のリンパ節群

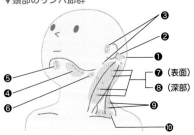

❶
❷
❸
❹
❺
❻
❼（表面）
❽（深部）
❾
❿

正常	よくある(典型的な)異常

● 触知可能な場合、正常なリンパ節は1cm以下で可動性があり、個々に独立し、やわらかく、圧痛はない

POINT

必ずしもすべてのリンパ節が触知可能なわけではない

● **両側性に肥大し、硬く、圧痛・可動性がある**：急性の感染が疑われる

● **耳介前方・乳様突起・深頸リンパ節に腫大がある**：耳の感染が疑われる

● **一側性(片側のみ)で、硬く、圧痛も可動性もない**：がん性が疑われる

● **耳下腺の腫脹**：ムンプス(おたふくかぜ)など感染症が疑われる

▼ムンプス

厚生労働省：第104回医師国家試験D問題別冊No.17. より引用

❶後頭リンパ節	円を描くように
❷耳介後リンパ節	円を描くように
❸耳介前リンパ節	円を描くように
❹顎下リンパ節	子どもに軽く下を向いてもらい、下顎骨の裏を探るように
❺オトガイ下リンパ節	子どもに軽く下を向いてもらい、顎の下をオトガイ部に向かって利き手で掘るように
❻下顎角直下(扁桃)リンパ節	円を描くように
❼浅頸リンパ節	円を描くように
❽深頸リンパ節	触診している側に首を傾けてもらい、耳の下から鎖骨まで胸鎖乳突筋をつかむようにして、その裏のリンパ節を触診する
❾後頸三角リンパ節	領域をくまなく円を描くように
❿鎖骨上窩リンパ節	鎖骨と胸鎖乳突筋の角に示指から環指で、鎖骨をつかむように

8 首は腫れていないか

何を	どのようにみるか
頸部	◆ 下記項目を観察する □ 腫脹はないか □ 熱感はないか □ 発赤はないか □ 斜頸（首を傾ける状態）はないか □ 嚥下痛はないか □ 流涎はないか □ 頸部可動痛はないか
甲状腺	❶ 子どもに嚥下してもらいながら、観察する **POINT** 嚥下すると甲状腺は上方へ移動する ❷ 輪状軟骨の位置を確認する **POINT** 甲状軟骨（喉仏）の下に、固い輪のように触れる

正常	よくある（典型的な）異常
● 発赤、腫脹、熱感など、炎症を示す所見がない	● **発赤、腫脹、熱感、斜頸、頸部可動痛がある**：頸部リンパ節炎、蜂窩織炎、川崎病、咽後膿瘍、扁桃周囲膿瘍、環軸椎回旋位固定などが疑われる
	● **嚥下痛、流涎がある**：咽後膿瘍、扁桃周囲膿瘍、喉頭蓋炎などが疑われる
	● **首絞めの痕がある**：虐待が疑われる
	● **毛髪が首に絞扼している**：ヘアータニケット症候群が疑われる
● 甲状腺が上下する	● **甲状腺が上下しない**：皮下に腫瘍や膿瘍などが疑われる

何を	どのようにみるか

 甲状腺

❸甲状腺峡部（a）と葉部（b）を、母指で触診する

☐ 腫大はないか
☐ 硬さ
☐ 大きさ

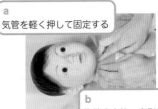

a
気管を軽く押して固定する

b
胸鎖乳突筋の裏側に向かって触れる

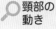 **頸部の動き**

❶臥床し、子どもの後頭部を両手で抱え、ゆっくり前屈させる（項部硬直）

☐ 抵抗はないか
☐ 疼痛はないか

❷片側の股関節、膝関節を90°に屈曲し、膝関節を135°以上になるようゆっくり伸展させる（kerning 微候）

☐ 抵抗はないか
☐ 頭痛はないか

❸子どもにできる限り早く首を横に振らせる

☐ 疼痛はないか
☐ 頭痛はないか

❹子どもにできる限り早く首を前に振らせる

☐ 抵抗はないか
☐ 疼痛はないか
☐ 頭痛はないか

正常	よくある(典型的な)異常
●腫大や圧痛がない	●**甲状腺に腫大がある**：バゼドウ病、自己免疫性甲状腺炎、化膿性甲状腺炎、甲状腺腫などが疑われる
●抵抗や疼痛、頭痛がない	●**抵抗や頭痛（髄膜刺激症状）がある**：髄膜炎やくも膜下出血などが疑われる

注意!

新生児の場合、活気不良、不機嫌、大泉門膨隆などがあれば髄膜炎を疑う

心臓 はきちんと動いているか

何を	どのようにみるか

スリル（振戦）

◆ 4領域（大動脈弁、肺動脈弁、三尖弁、僧帽弁➡p.74）を手掌遠位部で触り、振動を触知する

□ スリルが触れないか

▼スリルの触診

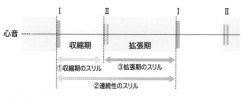

肺動脈弁領域のスリルをみる

手掌遠位部はココ

手掌遠位部

心音

◆ 4領域とエルプ領域を聴診する

❶大動脈弁領域：第2肋間胸骨右縁
❷肺動脈弁領域：第2肋間胸骨左縁
❸三尖弁領域：第4肋間胸骨左縁
❹僧帽弁領域：第5肋間鎖骨中線上（心尖部）
エルプ領域：第3肋間胸骨左縁

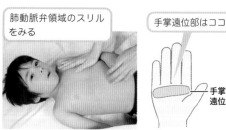

正常	よくある（典型的な）異常
●スリルが触れない	●**スリルが触れる：** 下記が疑われる ・ **収縮期：** 大動脈弁狭窄症、肺動脈弁狭窄症、心室中隔欠損症 ・ **連続性：** 動脈管開存症 ・ **拡張期：** 僧帽弁狭窄症

POINT

Levine分類の「IV度以上」で触れる

▼心雑音の音量（Levine分類）

I度	きわめて微弱
II度	弱いが、聴診器を当てるとすぐに聞こえる
III度	スリルを伴わない高度の雑音
IV度	スリルを伴う高度の雑音
V度	聴診器の端を胸壁に当てるだけでも聞こえる

正常	よくある（典型的な）異常
●正常音が聞こえる **I音：** 房室弁（三尖弁、僧帽弁）の閉鎖音 　→心尖部で大きく聞こえる ：ダッ_{I音}ダー_{II音}　ダッ_{I音}ダー_{II音}	●**収縮期心雑音が聞こえる：** 房室弁（僧帽弁・三尖弁）の閉鎖不全、動脈弁（大動脈弁・肺動脈弁）の狭窄が疑われる ●**拡張期心雑音が聞こえる：** 房室弁（僧帽弁・三尖弁）の狭窄、動脈弁（大動脈弁・肺動脈弁）の閉鎖不全が疑われる

何を	どのようにみるか

心音

▼心臓の観察領域

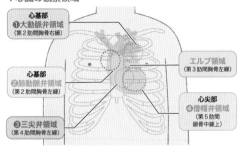

心基部
❶大動脈弁領域
（第2肋間胸骨右縁）

心基部
❷肺動脈弁領域
（第2肋間胸骨左縁）

エルブ領域
（第3肋間胸骨左縁）

❸三尖弁領域
（第4肋間胸骨左縁）

心尖部
❹僧帽弁領域
（第5肋間
鎖骨中線上）

▼心雑音の分類

収縮期心雑音	Ⅰ音からⅡ音の間（収縮期）に聞かれる
拡張期心雑音	Ⅱ音からⅠ音の間（拡張期）に聞かれる

POINT

音の正常は動画配信サイトなどにサンプルもあるので参考にできる

顔色 手指

◆ 下記項目を観察する

☐ 顔色不良はないか
☐ チアノーゼはないか
☐ ばち状指➡p.29はないか

POINT

先天性心疾患の症状としてチアノーゼや心不全があり、中心性チアノーゼの有無でチアノーゼ性／非チアノーゼ性心疾患に分けられる。中心性チアノーゼは、右心系の静脈血が左心系の動脈と混ざる右→左シャントによって生じる

正常	よくある(典型的な)異常
	● **I音の亢進が聞こえる**：僧帽弁、三尖弁の狭窄が疑われる
	● **I音の減弱が聞こえる**：僧帽弁、三尖弁の閉鎖不全が疑われる
II音：動脈弁の閉鎖音	● **II音の亢進が聞こえる**：大動脈弁、肺動脈弁の閉鎖不全が疑われる
：ダッ^{I音}ダー^{II音} ダッ^{I音}ダー^{II音}	● **II音の減弱が聞こえる**：大動脈弁、肺動脈弁の狭窄が疑われる
● **無害性心雑音（下記）が聞こえる**：児童から思春期にかけて多く聴取される ・肺動脈駆出性雑音 ・心尖部楽音様雑音	● **弁の狭窄**：大動脈弁狭窄症❶、肺動脈弁狭窄症❷、三尖弁狭窄症❸、僧帽弁狭窄症❹
	● **弁の閉鎖不全**：大動脈弁閉鎖不全❶、肺動脈弁閉鎖不全❷、三尖弁閉鎖不全❸、僧帽弁閉鎖不全❹
● 顔色がよい ● チアノーゼがない ● ばち状指がない	● **顔色不良、チアノーゼ、ばち状指がある**：チアノーゼ性心疾患(右→左シャント)が疑われる。完全大血管転位症、総肺静脈還流異常症、三尖弁閉鎖症、左心低形成、ファロー四徴症など

心臓 心音・顔色・手指

9

10　がんばって**呼吸**していないか

何を	どのようにみるか

外観
胸郭
乳房

◆ 胸郭、乳房の形状を観察する

視診

- □ 変形・陥没はないか
- □ 前後径／左右径
- □ 左右差はないか
- □ （体幹・乳房）色調
- □ （乳房）大きさ、外形、対称性
- □ （乳首・乳輪）大きさ (cm)、形、分泌物の有無

乳房の触診

- □ 硬さ
- □ 圧痛、腫瘤（可動性）はないか
- □ 腫瘤の可動性、分離性（限局性）、位置（四分円弧による確認）、大きさ（cm）、形（球状、円形、不整形）

POINT

- ・肋骨の角度が水平➡ p.74
- ・幼少児の胸郭はほぼ円形で丸く、6歳までの前後径（a）：横径（b）は、a：b＝1：1.36である
- ・年齢とともに横径（b）が増大し、楕円形に近づく

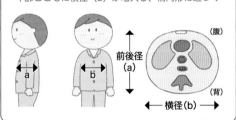

POINT

乳房の観察は、プライバシーの保持が大切であり、成熟に合わせて自己診断（セルフケア）のスキルも大切となるため、観察方法を説明する

正常	よくある（典型的な）異常
●胸郭・肋骨が左右対称である	●**突出した胸骨、陥没した胸骨がある**：鳩胸、漏斗胸などが疑われる
●胸郭の前後径（a）が横径（b）より小さい	●**体幹の斑点、チアノーゼがある**：低酸素血症が疑われる
●乳房の形状変化は、Tanner分類➡p.151で成熟する（発育年齢は8～13歳、平均11歳）	●**年齢不相応の乳房発育がみられる**：思春期早発症、女性化乳房が疑われる
●乳房の大きさの左右差は正常（男女とも） **POINT** ・乳首の真下のしこりは、乳腺の発達を示す ・新生児の乳房は、男児・女児ともに膨らんでいる	●**乳房・乳首・乳輪に変形・陥没がある**：乳房の陥没、片側の腫瘤、乳首の扁平、乳輪の浮腫はがんが疑われる ●**発赤がある**：感染が疑われる ●**乳首から分泌物がある**：妊娠やホルモンバランスの異常を示す。向精神薬の服用、乳腺炎による分泌物がある

何を	どのようにみるか
呼吸様式	**❶ 呼吸・胸郭の運動を観察する** ☐ 左右差はないか ☐ 前後左右の動きを認めるか ☐ 呼吸の深さ、規則性、呼気：吸気の時間 **❷ 呼吸異常を確認する** ☐ 陥没呼吸はないか ☐ シーソー呼吸はないか （吸気時には胸部が陥没して腹部が拡張し、呼気時には胸部が拡張して腹部が内側に動く。呼吸窮迫の進行を示す） **❸ 検者の指の腹を肋間（前胸部・胸背部）に当て、胸郭の振動を確認する（ラトリング）** 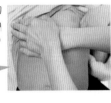 > 肋間（前胸部・胸背部）に当てた状態で、「ひとーつ」「ナイン、ナイン」など声を出し、声音振盪を確認する
呼吸音	**❶ 聴診器の膜型・ベル型を、交互に子どもの鼻と口の前に近づけ、上気道の音を聞く** ☐ 気流以外の音が聞こえないか

正常	よくある（典型的な）異常
●発達段階に応じた呼吸運動がみられる	●**幼児（3歳〜）の腹式呼吸**：呼吸器疾患（肺炎、喘息）、肋骨骨折が疑われる
▼発達段階別の呼吸運動	

新生児・乳児	腹式呼吸
乳幼児	胸腹式呼吸
3歳ごろ〜	胸式呼吸

正常	よくある（典型的な）異常
	●**呼気相の延長がみられる**：閉塞性肺疾患（喘息など）が疑われる
●胸郭は左右対称に動く	●**鼻翼呼吸がみられる**：呼吸窮迫の徴候を示唆する➡p.43
●呼吸異常がない	●**呼吸運動に左右差がある、陥没呼吸、シーソー呼吸がみられる**：これらの呼吸は努力呼吸、呼吸窮迫、呼吸不全を示唆する緊急性の高い症状である
	●**断続性の振盪音**：分泌物の貯留が疑われる
●指の腹から呼吸運動に合わせた振盪音が伝わる	●**振盪音が減弱している**：喘息、気胸、異物が疑われる
	●**振盪音が増強している**：肺炎、無気肺が疑われる
●呼吸時の気流を聴取できる	●**呼吸時の気流とともに、上気道の分泌物貯留音が聞こえる**：上気道の分泌物貯留が疑われる

何を	どのようにみるか

呼吸音

❷同一部位で、吸気と呼気の両方を聴診する

POINT

深呼吸をしてもらう。深呼吸のできない幼少児の呼吸運動はリズムを合わせながら❸へ進む

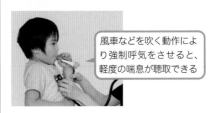

風車などを吹く動作により強制呼気をさせると、軽度の喘息が聴取できる

❸肺尖・側胸部・胸部下端を含む、胸部全体（8か所以上）を聴診する

❹左右交互に比較して聴診する

☐ 左右差はないか
☐ 副雑音はないか

▼呼吸音の聴取部位

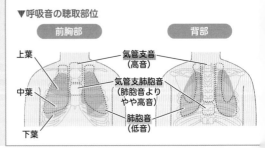

前胸部　　　背部

上葉

中葉

下葉

気管支音（高音）

気管支肺胞音（肺胞音よりやや高音）

肺胞音（低音）

正常	よくある（典型的な）異常
● 呼気・吸気時に頸部から胸骨辺縁で気管支音、吸気時にその他の前胸部・背部全体で肺胞音を聴取できる	● **呼吸音が聞こえない**：無気肺、胸水、気胸、肺気腫、呼吸筋麻痺が疑われる
● 呼吸音の減弱や消失あるいは増強がない	● **呼吸音が減弱している**：気胸、呼吸筋麻痺が疑われる
● 副雑音は聞こえない	● **副雑音が聞こえる**：慢性気管支炎、早期の左心不全が疑われる

▼肺の聴診部位

前胸部

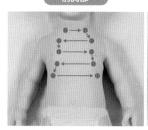

背部

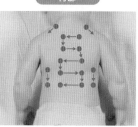

何を	どのようにみるか
呼吸音	⑤前胸部が終わったら、背部からも同様に聴診する **POINT** ・背部は、前胸部よりも下まで聴診する ・中葉は側面から、下葉は背面から聴診する
肋間	◆左右対称に移動しながら、肋間腔を打診する

▼呼吸雑音を生じる部位の鑑別

方法	上気道	下気道
鼻の音と聴診器の音で比較	同じ音	しばしば異なる
粗い音を聴取	粗く大きい	さまざま
対称性（左右差）	対称性	しばしば非対称性、左右差あり
胸部の上方、下方などの場所を変えて比較	胸部情報で大きい	しばしば胸部下方で大きい
吸気性か、呼気性か	たいてい吸気性	しばしば呼気性

	正常	よくある(典型的な)異常

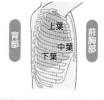

▼側面から見た肺葉

背部　上葉　前胸部
中葉
下葉

- 全肺野：清音が聞こえる

- 右第5肋間腔：肝臓による濁音が聞こえる

- 左第2～5肋間腔：心臓部の濁音が聞こえる

- 鈍い音（濁音）が聞こえる：打診下の肺に液体、固形物（腫瘍や腫瘤など空気を含まないもの）の存在が疑われる

注意！

本来聞こえない部位での濁音は異常

▼副雑音の種類

音の連続性	音の性状	種類	疑われる主な疾患
音が続かず、途切れる	・細かく高い、髪をねじったような音 ・パチパチ、プツプツ	ファインクラックル ・細かい断続性副雑音 ・捻髪音	関節性肺疾患、マイコプラズマ肺炎、クラミジア肺炎
	・粗く低い、お湯が沸くような音 ・ブクブク、ボコボコ	コースクラックル ・粗い断続性副雑音 ・水泡音	ARDS、肺水腫、肺炎、気管支拡張症、気道分泌物を伴う炎症性疾患
音が一定時間以上続く	・高い、笛のような音 ・ピーピー、ヒュー ヒュー	ウィーズ ・高調性連続性副雑音 ・笛様音	喘息
	・低い、いびきのような音 ・グーグー、ブーブー	ロンカイ ・低音性連続性副雑音 ・いびき様音	肺気腫、気管支拡張症

11 腹部 はやわらかく、動きがあるか

何を	どのようにみるか

何を

🔍 皮膚
輪郭
形状

どのようにみるか

❶ 立位および仰臥位をとる

❷ 腹部の輪郭を観察する

□ 上下左右は対称か

❸ 仰臥位をとり、子どもの股関節と膝を屈曲させ、腹壁の緊張をゆるめる

❹ 側方から観察する

> **POINT**
>
> 腹壁の緊張（炎症により腹壁が緊張し硬くなった状態のこと、筋性防御）や痛みのある場合は、膝を軽く屈曲してもらう

❺ 腹部の皮膚の色調と状態を観察する

正常	よくある(典型的な)異常
● 太鼓腹、または突出した腹部がみられる。立位になると、はっきりする	● **全体的に膨隆している**：体液貯留、腫瘍、内臓巨大症、腹水、空気嚥下症、便秘、セリアック病が疑われる

POINT

太鼓腹は、思春期までは正常

注意!

細い四肢、殿部の衰弱に伴う大きな腹部は、栄養不良が疑われる

正常	よくある(典型的な)異常
● 形は上下・左右対称である	● **左右差がある**：腫瘤や腫瘍が疑われる
● 腹壁は、やわらかい(緊張がない)	● **腹壁静脈の怒張がある**：門脈圧亢進が疑われる
● 平坦または突出している	● **臍部が突出している**：臍ヘルニア➡ p.87 が疑われる
	● **上腹部が突出している**：食道裂孔ヘルニアが疑われる
● 他の皮膚色と同様の色である	● **黄染がある**：黄疸を示唆し、肝炎、肝硬変が疑われる(肝臓の触診を行う➡ p.90)
	● **瘢痕がある**：手術の既往

▼皮膚色により疑われる主な疾患・状態

黄色調(黄疸)	肝炎、肝硬変
斑状出血がある紫斑	出血障害、凝固異常、外傷、虐待など
紅斑や湿疹	皮膚の湿疹やアレルギー
青紫色(チアノーゼ)	血管の問題や循環障害

何を	どのようにみるか
🔍 皮膚 輪郭 形状	❻腹部に目の高さを合わせ、腹部の動きを観察する
🔍 臍	◈臍を観察する ☐ 臍突出はないか ☐ 分泌物や臭いはないか ☐ 色調 **POINT** 尿膜管とは、胎児期に尿を母体に流すため存在する膀胱から臍に至る管。出生以降もこれが残存して感染を起こすと、尿膜管遺残症（臍炎、膀胱炎）を生じる
腸蠕動 音	◈聴診器のベル型、膜型の両方を腹部4領域➡p.88に当て、腸雑音を1分間数える ☐ 腸蠕動音は聞こえるか ☐ 数（/分） ☐ 異常音はないか

正常	よくある(典型的な)異常
● 腹部と胸郭が同調して動く	● **腹部と胸郭が同調していない**：腹膜炎（腹部が動かない）が疑われる
● 臍の突出がない	● **臍の突出がある**：臍ヘルニア、臍帯炎が疑われる
● 分泌物やにおいがない	▼臍ヘルニア 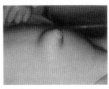 厚生労働省：第102回医師国家試験D問題別冊No.13. より引用
● 臍周辺と色調は同じである	● **分泌物（膿）がある**：臍炎、尿膜管遺残症を疑う
	● **色調が青色調**：腹腔内出血が疑われる
● 腸蠕動音は、10〜30秒ごとに聞こえる。回数は35回/分未満	● **1分間聞こえない**：腸蠕動音の減少、腹膜炎または麻痺性イレウスが疑われる

腹部 皮膚・輪郭・形状・臍・腸蠕動音

11

何を	どのようにみるか
腸蠕動音	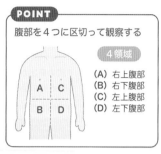 **POINT** 腹部を4つに区切って観察する 〔4領域〕 (A) 右上腹部 (B) 右下腹部 (C) 左上腹部 (D) 左下腹部

◆ 間接打診法で、全領域（4領域）を観察する

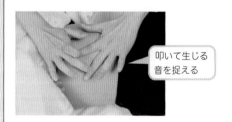

叩いて生じる音を捉える

腹部全体

① 触診を始める前に、手全体を子どもの腹部に置いたまま、気をそらすようにする

POINT

腹筋を緊張させている場合は、子ども自身の手に検者の手を添えて触れる

正常	よくある(典型的な)異常
	●**5分間聞こえない**：腸蠕動音の消失
	●**1分間に35回以上聞こえる**：腸蠕動音の亢進
	●**ハイピッチの金属音が聞こえる**：下痢、胃腸炎、腸管閉塞が疑われる
●鼓音が聞こえる（下記を除く）	●**左下腹部で濁音が聞こえる**：便塊、または便秘が疑われる
	●**右上腹部の濁音が下方まで延びて聞こえる**：腫大が疑われる
●**右上腹部（肋骨縁）**：濁音または鼓音	●**痛みがある場合**：腹膜刺激症状（内臓の炎症が壁側腹膜にまで及んでいる状態で、感染、外傷、化学的刺激によって生じる）が疑われる
●**恥骨結合**：濁音（膀胱充満）	

腹部 腸蠕動音・腹部全体

11

89

何を	どのようにみるか

腹部 全体

❷ 腹部の皮膚をつまみ、皮膚の緊張（ツルゴール）を観察する

☐ 皮膚の緊張

❸ 腹部に手を置き、4領域を観察する。はじめに浅い触診（1〜2cm程度）、その後、深い触診（4〜6cm程度）を行う

☐ 腹壁の緊張
☐ 痛みはないか
☐ 腫瘤はないか
☐ 痛み・腫瘤の位置
☐ 上下なめらかに動くか（可動性）
☐ 拍動はあるか
☐ 硬さ
☐ 呼吸性移動はあるか
☐ 腫瘤の大きさ、形

POINT

軽く指先で圧を加え、表情を見ながら実施する

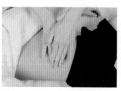 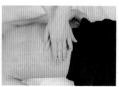

浅い触診 | 深い触診

検者の手の重みを使って、軽く（1〜2cm）圧迫する | 両手を使い、力を加えて4〜6cmほど深く探る

正常	よくある（典型的な）異常

● つまんだ皮膚は、元に戻る

● **戻るまで2秒以上かかる、または、つまんだ形状のまま皮膚が元に戻らない**：細胞内水分の低下、脱水が疑われる

〈浅い触診〉
● 圧痛や腫瘤はない
● 腹部はやわらかく弛緩し、筋性防御はない

● **圧痛がある**：部位により下記が疑われる

両下腹部	便塊、胃腸炎、骨盤内感染、腫瘍
左上腹部	脾臓腫大（感染または血液疾患）または腸重積
右上腹部	肝炎または肝腫大
右下腹部 臍周囲	虫垂炎

〈深い触診〉
● 吸気時に左肋骨縁下方1〜2cmに脾臓（やわらかい）を触知する
● 吸気時に右肋骨縁下方に肝臓（硬い）を触知する

> 反跳痛➡p.92を確認する

▼腹部の解剖

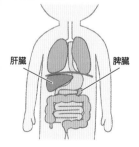

肝臓　　脾臓

● **腫瘤や腫大がある**：部位により下記が疑われる

肝腫大	感染、血液疾患、鎌状赤血球貧血
腎臓腫大	腫瘍、水腎症
小腸腫瘤	腫瘍、便塊

腹部　腹部全体

11

何を	どのようにみるか
腹部全体	◆ 4領域に分けて反跳痛（ブルンベルグ徴候）を観察する ① 痛みがある部位に、数本の指の腹をゆっくり押しつけて圧をかけ（2〜3秒程度）、すばやく手を腹部から離す（反跳） ② 押しつけた痛み（圧痛）と、手を離したときの痛み（反跳痛）のどちらが痛むかを観察する
肝臓下縁	◆ 肝臓下縁を触知する（スクラッチテスト） ① 鎖骨中線上で右肋骨下端のすぐ頭側、または剣状突起に聴診器の膜型を置く ② 検者の指先で、鎖骨中線上を臍の下方（足側）から軽くこすりながら、頭側へ上がって右肋骨下まで進める

正常	よくある（典型的な）異常
●反跳痛がない	●**反跳痛がある**：腹膜炎が疑われる
●**肝臓下縁に指先が達すると、肝臓を通して聴診器に音の変化を感じる**：肝臓の下縁であることがわかる	●**肝臓、脾臓が腫れている（肝腫大、巨脾）**：門脈圧亢進症、慢性感染症、悪性腫瘍が疑われる

POINT

巨脾は、感染症、溶血性貧血などの血液学的異常、炎症性・自己免疫疾患、門脈圧亢進によるうっ血など、さまざまである

12 手足や体幹はしっかりしているか

何を	どのようにみるか

🔍 歩行

> **POINT**
>
> 子どもに動作をしてもらうときは、その動作を目の前で一

❶ 子どもが歩いている姿を観察する（診察室に入って
くる様子、登園・登所する様子など）

☐ 歩行の歩幅、ペース、姿勢
☐ つま先の向き
☐ 両股の外旋の程度
☐ 手足の動き、バランス

> **注意！**
>
> ただ歩くように指示すると、緊張した子どもは不自然になっ
> てしまう可能性がある

> **POINT**
>
> ・歩行が不安定な子どもは転倒しないよう、医療者もしく
> は保護者が近くで見守る
> ・就学以降の子どもは継足歩行で20歩程度歩いてもらう

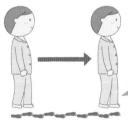

継足歩行で歩く

い、模倣できるようにすると子どもも検査に参加しやすくなる

- バランスを保ち、スムーズに歩行できる

- 手足が左右対称に動く

- 1人で歩くことができる：めやすは生後11か月〜1歳5か月ごろ

- 歩行開始時の姿勢（ハイガード）は、両手を上げ、両股は外旋している

  ▼ハイガード

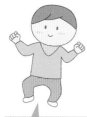

  その後バランスがとれると、腕を下に降ろしても歩けるようになる

- **自立歩行ができて以降、跛行や不安定な歩行、まっすぐ歩行できない、左右非対称な手足の動きがみられる**：神経・筋疾患や関節・骨系の病変に起因している可能性を考える

- **1歳6か月で歩かない**：発達がゆっくりな場合と神経・筋疾患に起因している可能性を考える
➡p.144

手足・体幹　歩行

12

95

何を	どのようにみるか
🔍歩行	❷幼児（5〜6歳）では、目を閉じて10〜15秒間立位を保ってもらう
	☐ バランスが保持できるか（片側に倒れないなど）
🔍筋緊張姿勢	[乳児] ❶臥床、座位、抱かれているなど自然な状態で子どもを観察する
	☐ 保持している姿勢 ☐ 四肢の動き（抗重力運動）

正常	よくある（典型的な）異常
● 立位が安定している **POINT** 6歳以下では足が動いてしまうことが正常でも認められる	● **側方へ倒れそうになる、身体全体を動かしてバランスをとろうとする、7歳以上で足部を動かす**：運動の協調障害の可能性を考える
● 手足を活発に動かす **POINT** 受傷機転がわからない、発達にそぐわない骨折や頭部打撲は不適切な養育➡p.15 や虐待がないか確認が必要	● **手足の動きに左右差がある**：四肢の骨折や慢性硬膜下血腫、脳腫瘍などの頭蓋内病変が疑われる ● **手足がだらりと下がり動きが少ない**：片腕のみだらりとする場合は、肘内障（肘関節の亜脱臼）が疑われる。両手足がだらりとしている場合は、神経筋疾患や意識障害が疑われる ● **上肢がW字にべったりと床につく、足が開いて、膝や太ももの外側がべったりと床につく（蛙足肢位）**：筋緊張が低下している。神経筋疾患、中枢神経の障害（脳性麻痺など）が疑われる ▼蛙足肢位

何を	どのようにみるか
筋緊張 姿勢	

❷筋肉を軽くつまみ、硬さを触診する

❸乳児を仰向けに寝かせて、両手を軽く持って引き起こす

□ 引き起こしたときの背部から頭の状態

正常	よくある（典型的な）異常
	● **背部を伸展して反り返る（後弓反張）、下肢の強い伸展、はさみ脚がみられる**：筋緊張が亢進しており、中枢神経の障害によって生じる。持続している場合は脳性麻痺（痙直型）などが考えられ、一時的に限ってみられる場合はけいれんやてんかんが疑われる

▼後弓反張 　▼はさみ脚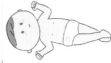

正常	よくある（典型的な）異常
● 筋肉はつまんで適度な弾力がある	● **筋肉がつまめないほど硬い**：筋緊張が亢進している、筋炎などの炎症により腫脹している可能性がある
	● **筋肉がマシュマロのようにやわらかい**：神経筋疾患が疑われる
● 抗重力の姿勢（頭を起こす、胸を起こす、背中を丸めるなど）をとっている	● **頭部後屈、下肢が伸展し、反り返ってしまう**：筋緊張が亢進しており、中枢神経の障害によって生じる脳性麻痺やけいれんなどが原因の可能性がある

筋緊張
姿勢

▼引き起こし反応（月齢別）

生後1〜2か月	生後3〜4か月	生後5〜6か月	生後7〜8か月
頭部後屈、上肢は伸展	引き起こしとともに頭がついてきて、首と背中がまっすぐになる	首と背中がまっすぐになり、肘を曲げて引き起こしに協力する	頸部は前屈し、肘を曲げ、足を伸展して引き起こしに協力する

▼おすわりの発達（月齢別）

生後3〜4か月	生後6か月	生後7か月
支えると座る	両手を前につき、前傾に背部を屈曲する	手を離し、背部を伸展

正常	よくある(典型的な)異常
	● **頭部が下に垂れ、引き起こしについてこない**：筋緊張が低下している。神経筋疾患、中枢神経の障害（脳性麻痺など）が疑われる
	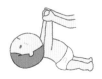
	● **引き起こしの際に肘は屈曲せず、肩が抜けそうになる**：筋緊張が低下している。神経筋疾患、中枢神経の障害（脳性麻痺など）が疑われる
	● **生後7か月で支持しても座位ができない**：発達がゆっくりである場合や筋・神経疾患、関節・骨系の病変に起因している可能性がある
	● **座位で前屈させると、前胸部と大腿がくっつき、二つ折りになる**：筋緊張が低下している。神経筋疾患、中枢神経の障害（脳性麻痺など）が疑われる

手足・体幹 筋緊張・姿勢

12

何を	どのようにみるか
筋緊張 姿勢	❹腹臥位の状態から、腹部を水平に持ち上げ、頭を上げる □ 体幹と下肢の伸展を観察 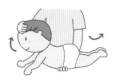 ❺子どもの両脇を抱え、その姿勢を保つ □ 姿勢の保持 □ 下肢の伸展の状態

正常	よくある(典型的な)異常

正常

● ランドー反射がみられる

▼ランドー反射（月齢別）

生後 1か月ごろ	頸部を少し持ち上げるが背部と下肢は屈曲している
生後2～3、 4か月	頸部が水平に上がり、背部と下肢は軽度屈曲する
生後6か月～ 1歳まで	頸部・体幹・四肢が伸展する

● 姿勢が保持している

● 引き起こし時、手足を屈曲する

● 両脇の支えで姿勢が保持できる

● 手足を屈曲する

よくある(典型的な)異常

● **1歳になってもみられない、2歳半以降にもみられる**：中脳レベルの障害が疑われる

● **体幹が極端に屈曲し、逆U字型になる（フロッピーインファント）、支えている手から体がずり抜けて落ちそうになる（肩が上がる）（筋緊張低下）**：筋緊張が低下している。神経筋疾患、中枢神経の障害（脳性麻痺など）が疑われる

▼フロッピーインファント

● **下肢が伸展して足先が尖足になる、両下肢が交叉してはさみ脚になる**：筋緊張が亢進しており、中枢神経の障害が疑われる

手足・体幹　筋緊張・姿勢

12

何を	どのようにみるか
脊椎の形態	❶ 上半身は裸（思春期の女子はブラジャー着用）になってもらう
	❷ まっすぐに立ってもらい、前・横から観察する
	□ 肩、肩甲骨、ウエストのラインは左右対称か
	❸ 子どもの脊柱の棘突起の上に中指、左右に示指・環指を当て、触診する
	□ まっすぐであるか
	❹ 両手を前でそろえて前屈してもらい、肋骨の位置を観察する
	□ 背部の肋骨は左右対称か
 上肢（肘関節・手指）の形態	❶ 両手を前に伸ばしてもらい、観察する
	□ 肘関節の伸展の可動域
	□ 変形はないか
	❷ 両手に触れ、腫脹や発赤がないか確認する
	❸ 手指の数や形態を観察する
	□ 指の数が多い・少ないことはないか
	□ 指の形成異常はないか

正常	よくある（典型的な）異常
●肩・肩甲骨・ウエストラインは左右対称である	●**脊椎が一直線ではない、脊柱を軸に左右対称ではない、前屈時に肋骨隆起がある**：脊椎側弯症が疑われる
●頭から仙骨までが一直線上にある	
●肋骨は左右対称である	

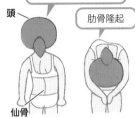

脊椎が曲がり、肩甲骨・肋骨が左右非対称

頭

肋骨隆起

仙骨

POINT

特発性側弯症は思春期に好発、女子に多い

正常	よくある（典型的な）異常
●両手を前に伸ばすことができる	●**どちらか片側の上肢のみ、だらんと下垂している、肘が生理的な範囲の外反以上に外反している、肘が内反している、腫脹・発赤がある**：骨折、肘関節の亜脱臼（肘内障）や骨折後の肘関節の変形（後遺症）が疑われる
●上腕に変形はない	
●肘は生理的に軽度外反（10°程度）している	
●腫脹や発赤はない	
●指は5本ある	●**指が6本以上ある**：多指症でみられる
●指の間が適度に空いている	●**指の間が一部分かれず、癒合している**：合指症でみられる
●各指の長さが適切である	●**いずれかの指が短い**：短指症でみられる

手足・体幹 脊椎の形態・上肢の形態

12

何を	どのようにみるか

下肢 (膝関節・足関節・足趾) の形態

❶ 膝関節が見えるようにして、立ってもらう

❷ 真正面、真後ろから観察する

☐ 筋肉や骨、皮膚の溝の左右差
☐ 変形はないか
☐ 膝の曲がりはないか
☐ 膝関節の間隔
☐ 足関節の間隔

▼下肢骨格の発達

荷重軸 —

　　　　新生児　　6か月　　1歳3か月　　2歳3か月

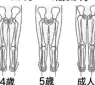

　　　　4歳　　　5歳　　　成人

❸ 靴下や履物を脱いでもらい、足の形や指を観察する

☐ 指の数が多い・少ないことはないか
☐ 指の形成異常はないか

正常	よくある(典型的な)異常
● 下肢の筋肉、骨、皮膚の溝に左右差はない	● どちらかの膝のみ曲がる、下肢の筋肉・骨の見かけに左右差がある、片側のみ内反が強い、3歳以上で膝関節の間隔が3横指以上空いている(内反膝)、学童期中期を過ぎて足関節が3横指以上空いている(外反膝):脚長差がある、腓骨の骨端線異常、ビタミンDの欠乏などの可能性がある。また、肥満に起因することもある
● 膝の曲がりがない	
● 膝関節と足関節の間隔が2.5cm以内	

POINT

出生時から2歳半～3歳までは、生理的に内反膝(O脚)があるが、成長とともに消失する。一方で、外反膝(X脚)は3～5歳を中心に7歳ごろまでに消失する

正常	よくある(典型的な)異常
● 指は5本ある	● 指が6本以上ある:多趾症でみられる
● 指の間が適度に空いている	● 指の間が一部分かれず、癒合している:合趾症でみられる
● 各指の長さが適切である	● いずれかの指が短い:短趾症でみられる

手足・体幹 下肢の形態

12

何を	どのようにみるか
四肢の循環	❶ 手指や足（趾）の色を観察する ☐ 皮膚の色調 ☐ 発赤・挫傷はないか ❷ 手指や足（趾）に触れる ☐ 皮膚温（熱感） ☐ 圧痛はないか ❸ 撓骨動脈・足背動脈に触れる ☐ 拍動 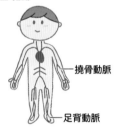
関節可動域 （ROM） 🔍 肩関節	❶ 両手を伸ばしたまま、上腕を大きく回してもらう ☐ 肩関節の可動域 ☐ 圧痛はないか **POINT** リトルリーガーズショルダーの好発は11〜16歳ごろ、骨の成長過程にある野球選手（ピッチャー）などが上腕の付け根の骨にくり返し牽引と回旋の力がかかることで生じる

正常	よくある（典型的な）異常
● 色調は血色がよい	● **色調が悪い（紫色、蒼白）、皮膚温が冷たい、圧痛がある、橈骨動脈もしくは足背動脈の拍動が弱い**：末梢の循環不全が疑われる。ショックの前兆もしくはショック状態の可能性がある。左右差がある場合は、骨折や骨折後のギプス固定の圧迫による手指・足趾への循環障害が疑われる
● 発赤や挫傷はない	
● 皮膚温は平温である	
● 圧痛はない	
● 拍動が触れる	● **皮膚が熱くほてっている**：末梢血管が拡張している状態。熱中症か敗血症の初期に生じることがある
	注意！
	手の甲に挫傷や火傷の痕がある場合、転倒などでは受傷しづらく、虐待の可能性も考慮する➡p.14
● 左右対称に回る	● **上腕を回すときに痛みがある、圧痛がある、左右どちらかの動きに制限がある**：スポーツ外傷であるリトルリーガーズショルダーが疑われる
● 制限がない	
● 圧痛がない	

何を	どのようにみるか

ROM
🔍 肘関節
（回外・
回内・
屈曲）

❷ 上肢を下げ、上腕を両脇につけたまま、肘を曲げ、手掌（手のひら）を上、下と回してもらう

☐ 回外・回内の可動域

POINT

「小さく前へならえをしてごらん」など、子どもが普段からなじみがある言葉で検査に参加できるようにする

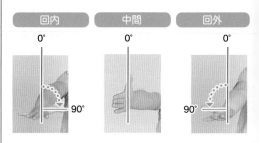

回内	中間	回外
0°	0°	0°
90°		90°

❸ ❷ の状態から、肘を曲げて鎖骨を触れてもらう

☐ 屈曲の可動域

正常	よくある（典型的な）異常
●左右差がなく、手掌を水平に上と下に向けることができる（可動域：回内90°、回外90°）	●**回外・回内が制限されている**：前腕や手関節の骨折後に生じることがある
●左右差がなく、肘を曲げ、鎖骨に触れることができる 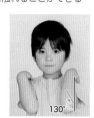 130°	●**肘の曲げ伸ばしができない、肘の動きに左右差がある**：スポーツ外傷であるリトルリーガー肘が疑われる ●**片方の肘をだらりとしている、片方の肘のみを曲げない**：肘内障が疑われる

何を	どのようにみるか
ROM 🔍 指関節 （屈曲・ 伸展）	❹両手で（もしくは片手ずつ）、グー、チョキ、パーをしてもらい、手指の動きを観察する ☐ 指関節の伸展と屈曲 ☐ 伸展と屈曲の左右差 ❺母指と示指で丸をつくる「OKサイン」や、母指を立てる「Goodサイン」をしてもらい、手指の動きを観察する ☐ 母指IP関節、示指DIP関節の屈曲 ☐ 母指MP関節の伸展 ☐ 手関節の背屈 ☐ 伸展・屈曲の左右差

OKサイン	Goodサイン
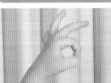	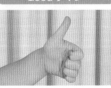

正常	よくある（典型的な）異常

正常

- 左右差がなく握ることができる

- すべての指がまっすぐに伸びる

▼手の神経

前面〔掌側〕

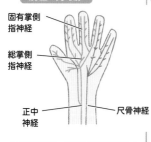

固有掌側
指神経

総掌側
指神経

正中
神経

尺骨神経

- 母指IP関節、示指DIP関節が屈曲し、丸がつくれる

- 母指MP関節が伸展する
- 手関節が背屈する

- 伸展・屈曲の左右差がない

POINT

母指を単独で動かせるようになる、グー・チョキ・パーの手の形をつくれるようになるのは2〜3歳ごろである

よくある（典型的な）異常

- **握りこぶしができない、伸びない指関節がある**：前骨間神経、正中神経、橈骨神経、尺骨神経のいずれかの麻痺が疑われる

後面（背側）

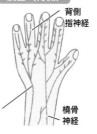

背側
指神経

橈骨
神経

- **母指と示指でつくる丸がしずくのような形になる、母指を上げることができない、手関節の背屈ができない**：橈骨神経、正中神経のいずれかが麻痺している可能性がある

▼手関節の解剖

掌側

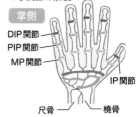

DIP関節
PIP関節
MP関節

IP関節

尺骨　　　橈骨

何を	どのようにみるか
股関節 （腰）	◆両腕を左右に広げ、片足立ちをしてもらい、前後から見る □ 足を上げたときの腰の位置
股関節	❶おむつを脱がせ、仰向けに寝かせる ❷乳児の下肢を伸展させる □ 大腿皮膚の溝は左右対称か ❸股関節と膝関節を90°に屈曲し、やさしく開く □ 開きに制限はないか

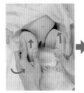

90°に屈曲

やさしく開く

> **POINT**
>
> このときに泣かせないよう、おもちゃなどで気をそらしたり、保護者に見える位置から声をかけてもらうとよい

正常	よくある(典型的な)異常
● 足を上げているほうの腰の位置が高くなる 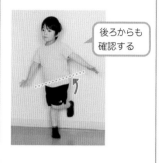 後ろからも確認する	● **足を上げている側の腰の位置が低い**：股関節外転筋群の筋力低下や麻痺、股関節の脱臼や大腿骨骨頭のずれに起因する可能性を考える（トレンデレンブルグ現象） 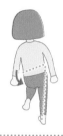
● 溝は左右対称である ● 開きは左右差がない ● 股関節の開きに制限がない	● **大腿の皮膚の溝に左右差がある、股関節の開きに左右差がある、開きに制限がある**：先天性股関節脱臼が疑われるため、専門医へつなぐ

何を	どのようにみるか
股関節	④仰向けで膝の屈曲位をとる □ 膝の高さ（アリス徴候）
ROM 足関節	［乳児］ ⑤仰向けにし、膝を軽く屈曲させ、踵部に手を添え、もう一方の手で足底を軽く押す □ 背屈（伸展）、底屈（屈曲）の可動域 ［幼児後期以降］ ⑤膝を立て、足関節を上下に動かす □ 背屈（伸展）、底屈（屈曲）の可動域

正常	よくある（典型的な）異常
●膝の高さに左右差がない	●**膝の高さに左右差がある**：先天性股関節脱臼が疑われるため、専門医へつなぐ 
●背屈の制限や過度な背屈がない（背屈の可動域20°以上、底屈の可動域45°未満）	●**背屈が制限されている、底屈が制限されている**：スムーズな歩行が困難、先天性の内反足が疑われる ●**過度に背屈する（45°以上）**：関節が弛緩している可能性がある（歩行はできない）

何を	どのようにみるか

徒手筋力テスト（MMT）

◆ 徒手筋力テスト（manual muscle test：MMT）では、一般的には関節運動における筋力の程度を6段階で測定するが、神経損傷時の関節運動の低下も評価できることから、神経損傷をした病巣部位や障害の程度を評価するのにも役立つ

◆ 重力の負荷を考慮し、筋力を評価できる体位で行う

スコア	表示法	機能段階
5	Normal	強い抵抗に抗して完全に動かせる
4	Good	いくらかの抵抗に抗して完全に動かすことができる
3	Fair	重力に負けずに動かすことができる
2	Poor	重力がなければ完全に動かすことができる
1	Trace	筋収縮は認めるが関節運動はない
0	Zero	筋収縮も関節運動も認められない

● **異常がみられた場合**：神経筋疾患による筋力の低下、若年性皮膚筋膜炎などによる筋の炎症などが考えられる

［乳児］
◆ 乳児は、手足の動かし方、蹴る力や腹臥位での頭部の挙上など、普段の動作の様子から筋力を評価する。また、くすぐったりするなどして、その反応や逃避する力も評価する。

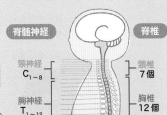

正常＝日常生活行動が可能。健常者は、たいていはMMT 5を維持できる

異常と判断＝日常生活に何らかのサポートが必要

POINT

・利き手を確認する
・必ず両側を確認する
・検者は、MMT評価時には毎回、同じ力で患者に重力負荷をかけることを心がける

▼脊髄神経の分類

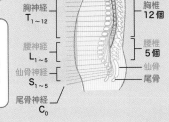

脊髄神経		脊椎
頸神経 $C_{1～8}$		頸椎 7個
胸神経 $T_{1～12}$		胸椎 12個
腰神経 $L_{1～5}$		腰椎 5個
仙骨神経 $S_{1～5}$		仙骨 / 尾骨
尾骨神経 C_0		

注意！

MMT 3（Fair）未満の場合は、重力がない状態でのMMTを評価する。測定部位によって方法は異なるが、仰臥位で関節運動を行う、上肢であれば机上に肘以下を置いて関節運動を行うなどの方法をとる

手足・体幹 MMT

12

[幼児]

◆ 幼児（3～4歳）では、歩行や起立姿勢、上肢の挙上などについて、動物の真似をする遊びや歌（「とんとんとんとん ひげじいさん」、「きらきら星」、「げんこつ山のたぬきさん」など）に合わせて身体を動かす遊びを通して評価する。

◆ 3歳以降では、片足立ちができるようになるため、片足立ちやつま先歩き、かかと歩きなどを、検者が見本を見せながら「まねっこできるかな？」と伝えて、真似をしてもらい評価する。

◆ MMTは、"力比べ"などと表現して、遊びを取り入れ実施する。

何を	どのようにみるか

MMT
三角筋

❶腕を側方に水平に伸ばして保持してもらう

❷検者は上腕の肘関節近位部を下方へ押し、それに抵抗して腕を水平に維持するよう指示する

☐ 抵抗する筋力を評価する

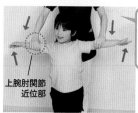

腕をピンと伸ばして、看護師さんが上から押してもピンと肘を伸ばしたままにしてね

上腕肘関節
近位部

上腕
二頭筋
三頭筋

❶片方の肘を伸ばしてもらい、検者は片手（非利き手）で肘関節を抑え、もう片方の手で前腕の遠位部（手首のそば）を握り、肘関節を曲げる

❷力に抵抗し、肘関節を伸展し続けてもらう

☐ 抵抗する筋力を評価する

声かけ例

看護師さんが腕を曲げようとしても、負けないように腕をピンとしていてね

正常	よくある（典型的な）異常

● MMT3以上

▼肩関節の筋（前面）

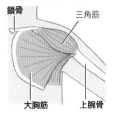

鎖骨　三角筋
大胸筋　上腕骨

● MMT3未満
● 三角筋の由来脊髄神経：C_5、C_6
➡ p.119の異常が考えられる

● MMT3以上

▼肘関節の筋（前面）

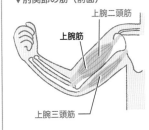

上腕二頭筋
上腕筋
上腕三頭筋

● MMT3未満
● 上腕二頭筋の由来脊髄神経C_5、C_6➡ p.119の異常が考えられる
● 上腕三頭筋の由来脊髄神経：C_6、C_7、C_8➡ p.119の異常が考えられる

● 左右差がある

手足・体幹　MMT三角筋・上腕二頭筋・上腕三頭筋

12

何を	どのようにみるか

MMT

🔍 **握力**

❶ 検者の示指・中指を握ってもらい、検者はその自分の指を抜こうと引っ張る

☐ 握る力を評価する
☐ 左右差はないか

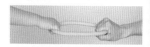

POINT

三角筋、上腕二頭筋・上腕三頭筋、握力などを診るとき、2〜3歳以上の子どもでは腕相撲をしたり、何か物を介して引っ張り合いをするのもよい

上肢の運動

🔍 **運動失調：指鼻試験**

❶ 検者の右示指を立てて子どもに見せ、子どもにも同じように示指を出してもらう

❷ 左手で示指を立てた子どもの手を持ち、検者の右示指の指先と子どもの鼻のあたまとの間を行ったり来たりする動作を、2〜3回くり返す

❸ 少しずつ検者の示指の位置を変え、それを追って指を指してもらう

☐ 正確であるか
☐ スムーズであるか（肘は体幹から離れているか）
☐ 左右差はないか
☐ 振戦はないか

声かけ例

人差し指の追いかけっこをするよ。○○ちゃんの人差し指で、私の人差し指を指してね。その後に自分の鼻を同じ人差し指で触ってね

正常	よくある(典型的な)異常
●MMT3以上	●**MMT 3未満**
●握った指が抜けない	●**握る力が弱い、検者の指が抜ける**
●左右差がない	●**左右差がある**

●検者の示指と子どもの鼻のあたまとの間を、スムーズに往復できる	●**位置がずれる、動きがスムーズでない、左右差がある、目標物に近づくと振戦がみられる**：小脳腫瘍や小脳出血などの小脳疾患、発達性協調運動障害などの協調運動の障害が疑われる

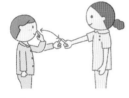

POINT

就学前の子どもは、鼻から2～5cm以内に触れることができればよい

何を	どのようにみるか
🔍 運動麻痺：バレー徴候	❶手掌を上にして、両腕を前方に伸ばし、肩の高さまで水平に上げる ❷目を閉じてもらい、両腕をその位置で10秒ほど保持してもらう □ 前腕が回内（手掌が内側に回る）してこないか □ 上肢が降りてこないか □ 肘が曲がってこないか □ 両側性か、片側性か
MMT 🔍 腸腰筋	◆ スコアは、上肢のMMTを参照 ➡ p.118 ❶椅子などに座ってもらう ❷検者は子どもの大腿部の前面に手を添え、下に押す。子どもにはそれに抵抗するように上げてもらう □ 抵抗する筋力を評価する **声かけ例** 足をギュッて押すから、それに負けないように足を上げてみてね
🔍 大腿四頭筋	❶子どもの膝を開く。検者は子どもの膝の外側に手を置き、内側の方向へ力を入れる。子どもにはそれに抵抗してもらう □ 抵抗する筋力を評価する

正常	よくある(典型的な)異常
●両上肢が、手掌を上にして肘を伸ばしたまま水平の高さで保持できる 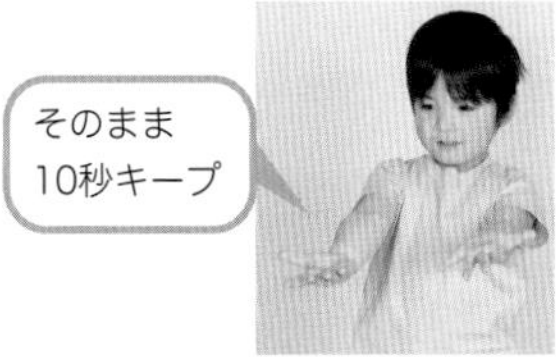そのまま 10秒キープ	●**水平のまま保持できない、前腕が回内する、肘が曲がる、下降する（麻痺側に生じる）**：錐体路の障害や脳梗塞・脳出血などが疑われる 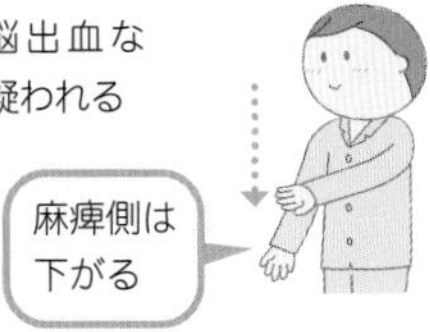麻痺側は 下がる
●MMT 3以上 ▼股関節の筋肉 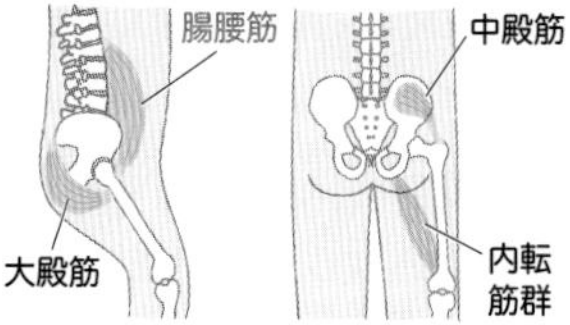腸腰筋 中殿筋 大殿筋 内転 筋群	●**MMT3未満** ●腸腰筋の由来脊髄神経：L_1〜L_4 ➡p.119の異常が考えられる
●MMT3以上 ▼膝関節の筋肉 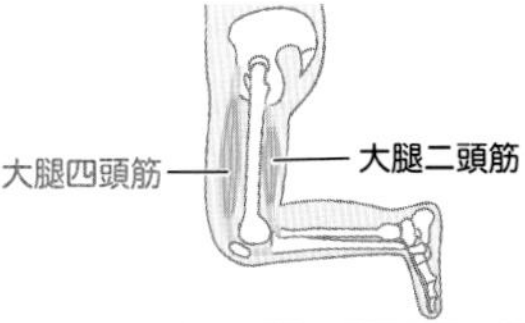大腿四頭筋 大腿二頭筋	●**MMT3未満** ●大腿四頭筋の由来脊髄神経：L_2〜L_4➡p.119の異常が考えられる

何を	どのようにみるか

MMT

🔍 **大腿四頭筋**

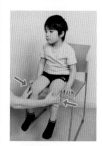

声かけ例

膝を外側から押すけど、それに負けないよう膝を開いてね

❷子どもの膝を閉じる。検者は子どもの内側に手を置き、外側の方向へ力を入れる。子どもにはそれに抵抗してもらう

☐ 抵抗する筋力を評価する

🔍 **前脛骨筋**

❶子どもに座ったまま、足関節を背屈（伸展）してもらう

❷片方の手で足首を持ち支え、もう一方の手で足背を持つ。足関節を底屈（屈曲）するように力を入れる。子どもには、それに抵抗してもらう

☐ 抵抗する筋力を評価する

声かけ例

足をピンと伸ばそうとするから、○○ちゃんは足をぐっと曲げてね

●MMT3以上	●**MMT3未満** ●大腿四頭筋の由来脊髄神経：L$_2$ 〜L$_4$➡p.119の異常が考えられる

●MMT3以上
▼膝関節の筋肉

下腿三頭筋
(腓腹筋)

前脛骨筋

踵骨腱
(アキレス腱)

子どもの
力の向き

検者の
力の向き

●**MMT3未満**
●前脛骨筋の由来脊髄神経：L$_4$〜
L$_5$➡p.119の異常が考えられる

何を	どのようにみるか
MMT 🔍下腿三頭筋	❶座ったまま、足首を底屈（屈曲）してもらう **注意！** 足が床につかないようにする ❷片方の手で足首を持ち支え、もう一方の手で足首を持つ ❸足関節を背屈（伸展）するように力を入れる。子どもにはそれに抵抗してもらう □ 抵抗する筋力を評価する
下肢の運動 🔍踵膝試験	❶仰臥位で、片方の膝を曲げて、その足の踵をもう一方の膝に乗せる ❷乗せた踵をそのまま脛骨に沿って、足首まで滑らせてもらい、2～3回くり返す ❸左右ともに行う □ 踵が膝をとらえているか □ 運動は円滑か □ 足の揺れはないか
深部反射	❶検査する関節を屈曲し、筋を弛緩させる ❷打腱器を用いて、一定の強さで刺激を与える □ 左右の反射の程度 **POINT** ・四肢は露出して行う ・深部反射の検査は5歳ごろから実施可能

正常	よくある（典型的な）異常
● MMT3以上	● **MMT 3 未満** ● 下腿三頭筋の由来脊髄神経：L₄、L₅ ➡ p.119の異常が考えられる **POINT** 伸展ができないときは、ベッド上に側臥位になり、足首を伸展させられるかを確認する。伸展できれば「MMT2」、できなければ「MMT1」か「0」となる
● 動作を何回くり返しても、スムーズに動かすことができる 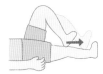	● **動作をスムーズにくり返すことができない**：踵が膝からずれたり、すねの上をぎくしゃく揺れながら足首まで滑らせる、企図振戦がみられる場合、小脳機能障害が疑われる
● 反射の強さは1＋〜3＋ ▼腱反射の判断	● **反射の強さが4＋で亢進している、もしくは0（消失）**：反射に関連する感覚器・神経・筋肉の異常、もしくは反射中枢に対する高位の中枢からの影響が考えられる

▼腱反射の判断

4＋	著明な亢進
3＋	亢進（必ずしも異常を意味しない）
2＋	正常
1＋	軽度の反応あり（減弱）
0	消失

何を	どのようにみるか

 膝蓋腱反射

❶ 座位で足を屈曲し、足が床につかないようにする

POINT

保護者の膝の上に座らせてもよい

❷ 検者は膝蓋骨のやや下を打腱器の鈍端部で叩く

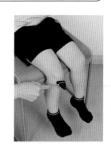

- ☐ 反射の強さ
- ☐ 反応の早さ
- ☐ 左右差はないか

 アキレス腱反射

❶ 座位もしくは保護者の膝の上に座ってもらう

❷ 子どもの足関節を伸展し、アキレス腱を打腱器の鈍端部で叩く

- ☐ 反射の強さ
- ☐ 反応の早さ
- ☐ 左右差はないか

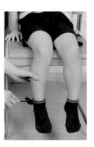

正常	よくある(典型的な)異常
●「1+」〜「3+」の範囲で下肢が伸展する ●左右差がない ▼打腱器（一例） 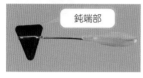 鈍端部	●**反応がない**：膝蓋腱、大腿神経、大腿四頭筋の異常、もしくは反射中枢（L_2〜L_4 ➡ p.119）の影響が疑われる ●**亢進している（4+）**：錐体路障害や小脳障害が疑われる
●「1+」〜「3+」の範囲で下肢が伸展する ●左右差がない	●**反応がない**：アキレス腱、坐骨神経、腓腹筋の異常、もしくは反射中枢（S_1、S_2 ➡ p.119）の影響が疑われる。 ●**亢進している（4+）**：錐体路障害が疑われる

何を	どのようにみるか

病的反射

🔍 **クローヌ ス反射**

❶ 仰臥位にし、軽く膝を 曲げる

❷ 検者は片手で子どもの 膝関節を支え、別の手 を足底に当てる

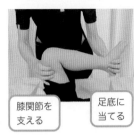

膝関節を 支える

足底に 当てる

❸ 急速に背屈するよう足 底に力を加え、保持する

☐ 足底部の振戦はないか

🔍 **バビンス キー反射**

◆ 舌圧子や打腱器の反対側で、足底の縁を踵から母趾の 付け根にかけて強めになぞる

☐ 母趾の反り返りはないか
☐ 左右差はないか

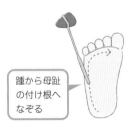

踵から母趾 の付け根へ なぞる

正常	よくある(典型的な)異常
● 足底部に振戦がない	● **足底部に振戦がある**：錐体路の障害が疑われる
● 母趾が足底側に底屈（屈曲）する	● **母趾が足背側に背屈（伸展）する**：錐体路の障害が疑われる

POINT

1〜2歳ごろまでは、正常でもみられる

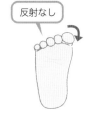

反射なし

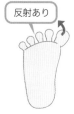

反射あり

12

何を	どのようにみるか

太ももの付け根

① おむつや下着を脱ぎ、鼠径周囲を観察する

☐ 左右対称か
☐ 膨隆はないか

> 膨隆などがないか観察する

② 鼠径周囲を触診する

☐ 発赤はないか
☐ 熱感はないか
☐ 膨隆はないか

POINT

乳幼児の場合は、啼泣時に膨隆しないか問診する

外陰部の違和感（男児）

◆ おむつや下着を脱ぎ、外陰部を観察する

☐ 陰嚢痛はないか
☐ 膨隆はないか
☐ 発赤はないか
☐ 熱感はないか
☐ 包茎はないか

POINT

乳幼児の場合は、必ずおむつを外して陰部周囲すべてを観察する

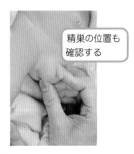

> 精巣の位置も確認する

違和感はないか

正常	よくある(典型的な)異常
●左右対称である ●発赤、熱感、膨隆を認めず、平坦である	●**鼠径周囲に腫瘤があり、還納できない**：鼠径ヘルニアが疑われる。疼痛、皮膚発赤調、胆汁性嘔吐、血便排泄などの絞扼性イレウスの症状を生じ、全身状態不良となる。緊急手術が示唆される
●陰嚢痛や腫脹、発赤、熱感などを認めない **POINT** 思春期以前の子どもでは、包茎が生理的である ▼停留精巣 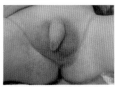 厚生労働省：第115回医師国家試験D問題別冊No.6. より引用	●**精巣に激しい疼痛が起こり、腫脹を伴う**：下記が疑われる ・ 精巣捻転：嘔吐も併発するが、思春期に好発するため保護者に伝えることができないことも多い。早急な治療が必要 ・ 精巣上体炎：感染性(ムンプス、エンテロ、コクサッキー)、細菌性などのほか、非感染性(外傷、IgA血管炎)などでも生じる ●**陰嚢内に精巣を触知しない**：停留精巣が疑われる ●**包茎の男児で亀頭の発赤**：亀頭包皮炎が疑われる。尿路感染症などのリスクとなり、明らかな排尿障害を認める場合は手術を行う

何を	どのようにみるか
🔍 外陰部の違和感（男児）	
🔍 外陰部の違和感（女児）	◆ おむつや下着を脱ぎ、外陰部を観察する ☐ 帯下はないか ☐ 発赤はないか ☐ 異物はないか ☐ 出血はないか

正常	よくある(典型的な)異常
	▼亀頭包皮炎
	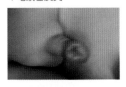
	● **包茎の男児が自ら剝いて亀頭部血色不良**：嵌頓包茎が疑われる。早期に整復する
● 発赤、異物、出血などは認めない	● **帯下増加がある**：下記が疑われる ・感染性：淋菌感染症、クラミジアなど ・非感染性：一過性反応、ホルモン分泌疾患
	● **発赤がある**：小児外陰炎、アレルギー性皮膚炎など
	● **異物がある**：小児ではまれであるが、自己挿入、虐待などが疑われる
▼カフェオレ斑	● **出血がある**：思春期早発症、外傷、異物など
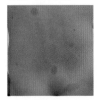	[思春期以前] ● **甲状腺腫大、カフェオレ斑、腹部腫瘤、満月様顔貌がみられる**：ホルモン分泌系疾患が疑われる

外陰部 外陰部の違和感（男児）・外陰部の違和感（女児）

13

14 発育で気になることはないか

何を	どのようにみるか
発育	◆ それぞれの測定値を成長曲線にプロットし、経過を評価する ❶ 生後3か月以上の乳幼児はカウプ指数➡p.151、学童はBMI➡p.151を算出し、その時点の体格を評価する ❷ 肥満度➡p.151を算出する ▼各指数の算出方法 <table><tr><td>カウプ指数</td><td>体重 [g] ÷（身長 [cm]）²×10</td></tr><tr><td>BMI</td><td>体重 (kg) ÷身長 (m)²</td></tr><tr><td>肥満度 (%)</td><td>（実測体重 [kg] －標準体重 [kg]）÷標準体重 [kg] ×100%</td></tr></table>
身長	❶ 乳児から2歳ぐらいまでは乳児用身長計を用いて測定する。膝を伸ばした立位が可能になったら、立位の身長計で測定する ❷ 身長を成長曲線にプロットし、経過を評価する □ 成長曲線の位置 ▼身長計での測定 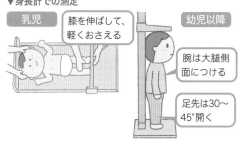

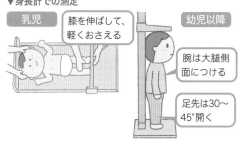

乳児
膝を伸ばして、軽くおさえる

幼児以降
腕は大腿側面につける
足先は30〜45°開く

138

正常	よくある(典型的な)異常
カウプ指数「ふつう」 ● 乳児：16〜18 ● 満1歳：15.5〜17.5 ● 1歳6か月〜満2歳：15〜17 ● 満3〜5歳：14.5〜16.5 BMI「普通体重」 ● 18.5〜25未満 肥満度「ふつう」 ● −15%以上〜＋15%未満	**POINT** 発育では、子ども1人ひとりの育ちのプロセスをみていくようにする
● 成長曲線の3パーセンタイル以上、97パーセンタイル以下に入る	● **成長曲線の3パーセンタイル未満もしくは97パーセンタイルを超える** ● **身長が3パーセンタイル未満**：低身長が疑われる ● **身長が-1.5SD以下が2年以上続いている**：低身長が疑われる ● **3歳半で身長が88cm以下**：低身長が疑われる ● **1歳6か月〜3歳半までで身長の伸びが7cm以下**：低身長が疑われる

発育 身長

14

何を	どのようにみるか

🔍 体重

❶ 乳児は臥位にて、乳児体重計を用いておむつ1枚で測定する。立位が可能になったら、立位の体重計で測定する。

POINT

自立立位が難しく、乳児体重計の最大値を上回る場合介助者が抱いて測定する(介助者の体重を差し引きする)

❷ 体重を成長曲線にプロットし、経過を評価する

☐ (出生後1か月程度) 1日の増加量
☐ 身長と体重のバランス (体格)

POINT

体格は、カウプ指数、肥満度で評価する

🔍 頭囲 胸囲

◆ 3歳ごろまでは適宜、頭囲➡p.30・胸囲も測定する

☐ 成長曲線に沿って推移しているか

❶ 肩甲骨直下部から乳頭直上部を通るラインをメジャーで測定する

☐ 頭囲との差や大きさをくらべる

❷ 胸囲を成長曲線にプロットし、経過を評価する

☐ 成長曲線に沿って推移しているか

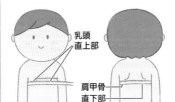

乳頭直上部
肩甲骨直下部

POINT

自然な呼吸の呼気時に測定する

正常	よくある（典型的な）異常
●成長曲線の3パーセンタイル以上、97パーセンタイル以下に入る	●**成長曲線のパーセンタイル曲線を2本以上横切って、体重の増加が停滞している**：体重増加不良が疑われる。疾患の有無に対する精査や養育環境を確認する
●生後1～3か月は25～30g/日程度増加している	
●「標準（ふつう）」「やせ気味」「太り気味」に分類される	●カウプ指数➡p.151や、肥満度➡p.151で「やせすぎ」「やせ」「やや太りすぎ（肥満傾向）」、「太りすぎ（肥満）」に該当する
●頭囲は成長曲線の3パーセンタイル以上、97パーセンタイル以下に入る	●**成長曲線で3パーセンタイル未満、97パーセンタイルを超える**：小頭症、水頭症、頭蓋骨早期癒合症などが疑われる
●乳児後期に胸囲は頭囲よりも大きくなる	●（生後4か月ごろ）**頭囲が胸囲より5cm以上大きい**：水頭症やソトス症候群などが疑われる

何を	どのようにみるか

発達：
粗大運動

発達の確認

◆発達は個体差があり、ここで示す月齢はあくまで"めやす"である。子どもの発達は、疾患や遺伝など内的な要因と、養育環境など外的な要因の影響を受ける。子どもの発達の遅れには経験不足のこともあるため、すぐに異常と判断するのは避ける

◆発達に応じた運動が可能であるか確認をする

非対称性
緊張性
頸反射
（ATNR）

❶子どもを臥位に寝かせる

❷子どもの首を横に向ける
☐（顔が向いているほうの上下肢）伸展するか
☐（反射側の上下肢）屈曲するか

POINT

非対称性緊張性頸反射が消失すると、
寝返りが可能になる

▼粗大運動の定型発達

生後1か月	裸にすると手足をよく動かす
生後3〜4か月	首がすわる、引き起こし反応がみられる➡p.100
生後6〜7か月	寝返りをする、支えがなく座る➡p.100
生後9〜10か月	はいはいをする、つかまり立ちをする、パラシュート反射➡p.144がみられる
1歳	つたい歩きをする
1歳6か月	ひとり歩きをする
2歳ごろ	走る
3歳ごろ	1人で階段を上る
6歳ごろ	片足で5〜10秒立てる

● (生後4か月ごろまで) 顔が向いているほうの上下肢が伸展し、反対側の上下肢は屈曲する

● (生後4〜5か月) 上記の原始反射は消失する

▼非対称性緊張性頸反射

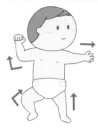

● **生後6か月以降も反射が続く:**
脳性麻痺など中枢神経の障害の可能性がある

発育 粗大運動 非対称性緊張性頸反射

14

何を	どのようにみるか
パラシュート反射	**[側方パラシュート反射]** ◆ 座らせて身体を右か左に傾ける（生後9か月ごろ） ☐ 倒されたほうの手の動きと手指の開き **[前方パラシュート反射]** ◆ 子どもを抱え、前方へ落下させるように傾ける ☐ 両腕の伸展、手指の開き
片足立ち	◆ （3歳以降）片足で立ってもらう ☐ 片足で立てる秒数、安定度 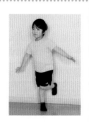
歩行など	◆ 月齢に応じて、つかまり立ち、はいはい、歩行➡p.94 　をしてもらう ☐ つかまり立ちをする ☐ はいはいをする ☐ つたい歩きをする、ひとり歩きする ☐ 1人で階段を上る（2、3歳ごろ〜）

正常	よくある（典型的な）異常
● 倒されたほうに手が伸び、手掌が開く 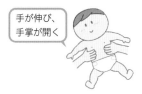 手が伸び、手掌が開く	● **生後9か月ごろでも反応がみられない**：発達の遅れは、中枢の障害（脳性麻痺など）、神経、筋疾患の可能性が考えられる
● 左右両方の腕を伸ばして、着地するように手指を開く	● **生後10か月ごろでも反応がみられない**：上記と同様
● （3歳ごろ）1秒程度、片足で立つ	● **（3歳ごろ）片足立ちできない**：発達の遅れや発達性協調運動障害、中枢神経の障害などの可能性がある
● （4～5歳ごろ）5秒程度、片足で立つ	● **（4～5歳ごろ）片足立ちが不安定、2秒以下**：上記と同様
● （生後9～10か月ごろ）つかまり立ちをする ● （生後9～10か月ごろ）両手で上体を支え、胸を上げ、腰を上げた四つん這いで前方に進む（はいはい） ● 1歳6か月ごろまでにひとり歩きをする	● **座位のまま、下肢でこぐようにして移動する。腹臥位を嫌がる**：はいはいを経ずに歩き始める場合、多くは心配ないが、発達全体の遅れがないか確認する ● **（1歳6か月ごろ）歩行がみられない**：発達の遅れや中枢神経の障害、神経筋疾患の可能性がある

何を	どのようにみるか

何を	
🔍 歩行 など	**POINT** 子どもが診察室や病棟で緊張していることで、実施しないこともある（保護者からの報告でもよい）
発達： 微細運動 🔍 物を つかむ （生後5～ 6か月）	◆おもちゃや積み木を子どもが届く位置で見せて、つかませる ☐ 手を伸ばしてつかむか ☐ つかみ方（指全体でつかむか） ☐ 左右差はないか **注意!** 小さな物は誤飲の危険があるため、おもちゃは直径39mm以上の物を選択する（トイレットペーパーの芯を通らないものがよい）
🔍 物を つかむ （生後9～ 10か月）	◆3cm程度の積み木や小さめのおもちゃをつかませる ☐ 母指と示指・中指のいずれかでつかめるか **注意!** 誤飲に十分に留意し、子どもが手を伸ばしているときには目を離さない
🔍 積み木 を積む （1歳 6か月）	◆3cm程度の積み木を積ませる ☐ 手と目が協調しているか ☐ 指でつかめているか ☐ 両手を協調しているか **POINT** まずは、検者（もしくは保護者）が手本をやって見せる

正常	よくある（典型的な）異常
●手すりなどを使って２歳ごろまでに階段を上ることができる（這って上ることは含まない）	●**（３歳ごろ）階段を介助なしには上れない（手すりなどを使っても上れない）**：発達の遅れがないか確認する
●手を伸ばしてつかむ ●指全体でつかむ（熊手つかみ） ●つかみ方に左右差がない 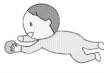	●**つかもうとしない、どちらかでしかつかまない**：発達の遅れがないか確認する ●**うまくつかめない**：上記と同様
●母指と示指・中指のいずれかでつかむ	●**つかめない、つかまない**：発達の遅れがないか確認する
●4つ程度の積み木を介助なしに積むことができる	●**2つ程度しか積み重ねられない**：発達の遅れがないか確認する ●**積み木がうまくつかめない**：上記と同様 ●**片手しか使っていない、片手で積み木をおさえられない**：上記と同様

何を	どのようにみるか
🔍 丸を 描く (3〜 4歳)	◆鉛筆やクレヨンを準備し、検者が丸や十字を書き、子どもに真似して書くように促す □ 鉛筆の持ち方 □ 丸を描く線のつながり □ 十字の交差している位置 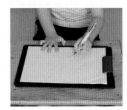
発達： 愛着形成 🔍 親子 関係	◆医療者が接する前の待合室や病室、プレイルームなどでの子どもと保護者の様子を観察する □ 子どもの様子 □ 保護者の子どもへの態度

▼愛着形成の発達

生後3か月ごろまで	誰にでも視線を向ける、泣く、ほほえむ
生後3〜6か月ごろ	特定の人（主な保護者）の言葉やあやしに反応しやすい
生後6か月〜 2、3歳ごろ	特定の人（主な保護者）に反応するため、人見知りが強くなる。主な保護者から離されると激しく抵抗する
3歳以降	主な保護者と離れても、また会えることがわかる

正常	よくある（典型的な）異常
● 上手持ちで、いくつかの指でペンを握る	● 下手持ちで、指全体でペンを握る：発達の遅れがないか確認する
● （3歳ごろ）丸を描いた線の始点と終点がつながっている	● （4歳ごろ）丸を描いた線がつながらない、渦巻きになる、真似ができない：上記と同様
● （4歳ごろ）十字は中央で交差している	● （5歳ごろ）十字の交差が右や左に偏りが強い、真似ができない：上記と同様
● （子）不安なときに、保護者のそばにいたがったり、抱っこを求めたりする	● （子）表情が無表情、保護者の顔色を伺っている、保護者を避ける様子がある：虐待、不適切な養育環境➡p.15などによる愛着不全の可能性がある
● （保護者）子どもが泣いているときや保護者を求めているときにかかわる	● （保護者）子どもが泣いたり、ぐずっていても、抱こうとしない、あやさない：保護者の育児困難やストレス、子どもへの不適切な養育の可能性がある
	● （保護者）子どもにイライラする、拒否的な態度をとる、叱咤することが多い：上記と同様
	● （保護者）子どもに対応できず困り果てるなど、子どもと接することへ不安が強い：上記と同様
	● （保護者）子どもから目を離すことが多い：上記と同様

資料

▼DESIGN-R®2020 褥瘡経過評価用

| | カルテ番号（ ） | 患者氏名（ ） | 月日 | / | / | / |

Depth*1 深さ	創内の一番深い部分で評価し、改善に伴い創底が浅くなった場合、これと相応の深さとして評価する						
d	0	皮膚損傷・発赤なし	D	3	皮下組織までの損傷		
	1	持続する発赤		4	皮下組織を超える損傷		
				5	関節腔、体腔に至る損傷		
	2	真皮までの損傷		DTI	深部損傷褥瘡（DTI）疑い*2		
				U	壊死組織で覆われ深さの判定が不能		

Exudate 滲出液							
e	0	なし	E	6	多量：1日2回以上のドレッシング交換を要する		
	1	少量：毎日のドレッシング交換を要しない					
	3	中等量：1日1回のドレッシング交換を要する					

Size 大きさ	皮膚損傷範囲を測定：[長径（cm）×短径*3（cm）] *4						
s	0	皮膚損傷なし	S	15	100以上		
	3	4未満					
	6	4以上 16未満					
	8	16以上 36未満					
	9	36以上 64未満					
	12	64以上 100未満					

Inflammation/Infection 炎症/感染							
i	0	局所の炎症徴候なし		3C*5	臨界的定着疑い（創面にぬめりがあり、滲出液が多い。肉芽があれば、浮腫性で脆弱など）		
	1	局所の炎症徴候あり（創周囲の発赤・腫脹・熱感・疼痛）		3*5	局所の明らかな感染徴候あり（炎症徴候、膿、悪臭など）		
				9	全身的影響あり（発熱など）		

Granulation 肉芽組織							
g	0	創が治癒した場合、創の浅い場合、深部損傷褥瘡（DTI）疑いの場合	G	4	良性肉芽が創面の10%以上50%未満を占める		
	1	良性肉芽が創面の90%以上を占める		5	良性肉芽が創面の10%未満を占める		
	3	良性肉芽が創面の50%以上90%未満を占める		6	良性肉芽が全く形成されていない		

Necrotic tissue 壊死組織	混在している場合は全体的に多い病態をもって評価する						
n	0	壊死組織なし	N	3	柔らかい壊死組織あり		
				6	硬く厚い密着した壊死組織あり		

Pocket ポケット	毎回同じ体位で、ポケット全周（潰瘍面も含め）[長径（cm）×短径*3（cm）]から潰瘍の大きさを差し引いたもの						
p	0	ポケットなし	P	6	4未満		
				9	4以上16未満		
				12	16以上36未満		
				24	36以上		

部位 [仙骨部、坐骨部、大転子部、踵骨部、その他（ ）] 　合計*1

*1 深さ（Depth：d/D）の点数は合計には加えない
*2 深部損傷褥瘡（DTI）疑いは、視診・触診、補助データ（発生経緯、血液検査、画像診断等）から判断する
*3 "短径"とは"長径と直交する最大径"である
*4 持続する発赤の場合も皮膚損傷に準じて評価する
*5 "3C"あるいは"3"のいずれかを記載する。いずれの場合も点数は3点とする

©日本褥瘡学会
http://jspu.org/jpn/info/pdf/design-r2020.pdf
照林社「改定DESIGN-R®2020コンセンサス・ドキュメント」付録

	乳房発育		
1度			思春期前。乳頭のみ突出
2度			つぼみの時期。乳房、乳頭がややふくらみ、乳頭輪径が拡大
3度			乳房、乳頭輪はさらにふくらみを増すが、両者は同一平面上にある
4度			乳頭、乳頭輪が乳房の上に第2の隆起をつくる
5度			成人型。乳頭のみ突出して乳房、乳頭輪は同一平面となる

▼カウプ指数：乳幼児の発育をみる指数

年齢	やせすぎ	やせ気味	ふつう	太り気味	太りすぎ
乳児	～14.5	14.5～16	16～18	18～20	20～
満1歳	～14.5	14.5～15.5	15.5～17.5	17.5～19.5	19.5～
1歳6か月	～14	14～15	15～17	17～19	19～
満2歳	～13.5	13.5～15	15～17	17～18.5	18.5～
満3歳	～13.5	13.5～14.5	14.5～16.5	16.5～18	18～
満4歳	～13	13～14.5	14.5～16.5	16.5～18	18～
満5歳	～13	13～14.5	14.5～16.5	16.5～18.5	18.5～

▼肥満度の基準

−20%以下	やせすぎ
−20%超～−15%以下	やせ
−15%超～+15%未満	ふつう
+15%以上～+20%未満	太り気味
+20%以上～+30%未満	やや太りすぎ
+30%以上	太りすぎ

BMIの基準

低体重（やせ）		18.5未満
普通体重		18.5～25未満
肥満（1度）		25～30未満
肥満（2度）		30～35未満
高度肥満	肥満（3度）	35～40未満
	肥満（4度）	40以上

文献

全項目共通

1）山本則子監修，鈴木美穂，山花令子編著：フィジカルアセスメント　ポケットBOOK．照林社，東京，2020.

1．小児のフィジカルアセスメント

1）椙山委都子：フィジカルアセスメントの5つの基本技術．小野田千枝子監修，こどものフィジカル・アセスメント，金原出版，東京，2001：10-14.

2．全体像の把握

1）伊藤龍子，矢作尚久編：小児救急トリアージテキスト．医歯薬出版，東京，2010：33-35.

3．皮膚はみずみずしく、つるんとしているか

1）清水宏：あたらしい皮膚科学　第3版．中山書店，東京，2018.

2）五十嵐隆総編集：小児科臨床ピクシス17　年代別子どもの皮膚疾患．中山書店，東京，2010.

3）桑野タイ子，本間昭子編：新看護観察のキーポイントシリーズ　小児Ⅰ．中央法規出版，東京，2011：94-141.

4）桑野タイ子，本間昭子編：新看護観察のキーポイントシリーズ　小児Ⅱ．中央法規出版，東京，2011：97-106.

5）医療情報科学研究所編：病気がみえる　vol.15　小児科．メディックメディア，東京，2022：173，416-419，428-431，500-515，520-523.

6）医療情報科学研究所編：病気がみえる　vol.14　皮膚科．メディックメディア，東京，2020：14-31，76-107，162-204.

7）日本皮膚科学会：日本皮膚科学会ガイドライン　アトピー性皮膚炎診療ガイドライン2021．2021：131（13）.
https://www.dermatol.or.jp/uploads/uploads/files/guideline/ADGL2021_230728.pdf
（2024.1.10.アクセス）

4．頭の形や顔つきに違和感はないか

1）古谷伸之編：診察と手技がみえる vol.1 第2版．メディックメディア，東京，2007：164，175.

2）日本川崎病学会：川崎病関連情報 症例写真.
https://www.jskd.jp/%E5%B7%9D%E5%B4%8E%E7%97%85%E9%96%A2%E9%80%A3%E6%83%85%E5%A0%B1/%E7%97%87%E4%BE%8B%E5%86%99%E7%9C%9F/
（2024.1.10.アクセス）

5．鼻から鼻水は垂れていないか

1）医療情報科学研究所編：病気がみえる VOL.13耳鼻咽喉科．メディックメディア，東京，2022：126-137，166-191.

6．口のなかや口唇に色の変化や腫れ、出血はないか

1）日本川崎病学会：川崎病関連情報 症例写真.
https://www.jskd.jp/%E5%B7%9D%E5%B4%8E%E7%97%85%E9%96%A2%E9%80%A3%E6%83%85%E5%A0%B1/%E7%97%87%E4%BE%8B%E5%86%99%E7%9C%9F/
（2024.1.10.アクセス）

2）医療情報科学研究所編：病気がみえる VOL.13 耳鼻咽喉科．メディックメディア，東京，2020：214-217，224-231，246-255.

7．耳は聞こえるか、リンパ節は触れるか

1 ）Joyce Engel：小児の看護アセスメント．塚原正人監訳，医学書院，東京，2001：105–112．

2 ）Bickley LS, Szilagyi PG, Hoffman RM：ベイツ診察法　第3版．有岡宏子，井部俊子，山内豊明日本語版監修，メディカル・サイエンス・インターナショナル，東京，2022：801．

3 ）Alzahrani M, Tabet P, Saliba I. Pediatric hearing loss: common causes, diagnosis and therapeutic approach. Minerva Pediatr, 2015; 67(1): 75-90.

8．首は腫れていないか

1 ）市川光太郎，天本正乃編：内科医・小児科研修医のための小児救急治療ガイドライン 改訂第4版．診断と治療社，東京，2019：213-219．

9．心臓はきちんと動いているか

1 ）古谷伸之編：診察と手技がみえる vol.1 第2版．メディックメディア，東京，2007：95．

10．がんばって呼吸していないか

1 ）Joyce Engel：小児の看護アセスメント．塚原正人監訳，医学書院，東京，2001：143-149．

2 ）Bickley LS, Szilagyi PG, Hoffman RM：ベイツ診察法　第3版．有岡宏子，井部俊子，山内豊明日本語版監修，メディカル・サイエンス・インターナショナル，東京，2022：806-811．

3 ）三浦規雅：小児の人工呼吸管理の特徴．道又元裕編，新 人工呼吸器ケアのすべてがわかる本，照林社，東京，2014：321．

4 ）厚生労働省特定疾患胆道閉塞下垂体機能障害調査研究班：平成15年度総括 分担研究報告書中枢性思春期早発症の診断の手引き，2004．
https://square.umin.ac.jp/kasuitai/doctor/guidance/adolescence.pdf（2024.1.10．アクセス）

11．腹部はやわらかく、動きがあるか

1 ）Joyce Engel：小児の看護アセスメント．塚原正人監訳，医学書院，東京，2001：74-75．

2 ）Bickley LS, Szilagyi PG, Hoffman RM：ベイツ診察法　第3版．有岡宏子，井部俊子，山内豊明日本語版監修，メディカル・サイエンス・インターナショナル，東京，2022：814-815．

12．手足や体幹はしっかりしているか

1 ）小野田千枝子監修：こどものフィジカル・アセスメント．金原出版，東京，2001：122-144．

2 ）Duderstadt KG, 松島崇浩他訳：健診も深まる！小児の身体診察と情報収集 原著第3版，東京医学社，東京，2020：306-331．

3 ）板橋家頭夫：小児の診察技法．メジカルビュー社，2010：248-301．

4 ）筒井真優美：パーフェクト臨床実習ガイド 小児看護 第2版，照林社，東京，2017：95-99．

5 ）日本小児神経学会：小児神経学的検査チャート作成の手引き．https://www.childneuro.jp/modules/about/index.php?content_id=29（2024.1.10．アクセス）

6 ）厚生労働省：DCD支援マニュアル，2022．
https://www.mhlw.go.jp/content/12200000/001122260.pdf（2024.1.10．アクセス）

14．発育に気になるところはないか

1 ）厚生労働省：乳幼児身体発育評価マニュアル 令和3年3月改訂，2021．https://www.niph.go.jp/soshiki/07shougai/hatsuiku/index.files/katsuyou_2021_3R.pdf（2024.1.10．アクセス）

索 引

あ

顔貌 ····················· 32
陥没呼吸 ················· 78

154

155

小児フィジカルアセスメント ポケットBOOK

項目ごとに正常かどうか判断しよう

2024年3月4日　第1版第1刷発行

監　修　山本　則子
編　集　荒木　暁子
　　　　鈴木　千琴

発行者　有賀　洋文
発行所　株式会社　照林社
〒112-0002
東京都文京区小石川2丁目3-23
電　話　03−3815−4921（編集）
　　　　03−5689−7377（営業）
https://www.shorinsha.co.jp/
印刷所　共同印刷株式会社

検印省略（定価は表紙に表示してあります）
ISBN978-4-7965-2611-1
©Noriko Yamamoto-Mitani, Akiko Araki, Chikoto Suzuki/
2024/Printed in Japan